Todo lo que necesitas saber sobre las proteínas

Guía práctica

Todo lo que necesitas saber sobre las proteínas

Guía práctica

Laura Arellano-García
Irene Besné-Eseverri
Helen Carr-Ugarte
Alfredo Fernández-Quintela
Saioa Gómez-Zorita
María Puy Portillo
Iñaki Milton-Laskibar

Grupo Nutrición y Obesidad. Dpto. Farmacia y Ciencias de los Alimentos.
Área Nutrición y Bromatología.
Facultad de Farmacia. Universidad del País Vasco (UPV/EHU)
y Centro de Investigación Lucio Lascaray. Vitoria-Gasteiz.
Ciber Fisiopatología de la Obesidad y Nutrición. Instituto de Salud Carlos III.
Instituto de Investigación Sanitaria Bioaraba.

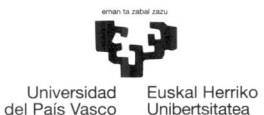

eman ta zabal zazu

Universidad   Euskal Herriko
del País Vasco   Unibertsitatea

CIP. *Biblioteca Universitaria*

Todo lo que necesitas saber sobre las proteínas : guía práctica / Laura Arellano-García... [et al.]. – [Leioa] : Universidad del País Vasco / Euskal Herriko Unibertsitatea, Argitalpen Zerbitzua = Servicio Editorial, D.L. 2024. – 137 p.: il. col.; 21 cm.
Bibliografía: p. 117-134.
D.L.: BI 01586-2024. — ISBN: 978-84-9082-912-7

1. Proteínas en la alimentación humana.   I. Arellano-García, Laura, coaut.

612.398

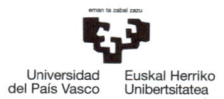

Universidad
del País Vasco

Euskal Herriko
Unibertsitatea

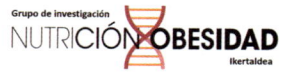

Grupo de investigación
NUTRICIÓN OBESIDAD
Ikertaldea

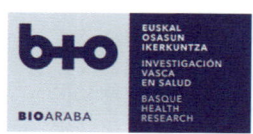

Índice

Índice de tablas y figuras

9

¿Alguna vez te has preguntado cuánta proteína tienes que tomar o qué alimentos son los más ricos en proteína? En los últimos años, la ciencia de la nutrición ha sobrepasado los límites de los laboratorios y se ha establecido como un tema de conversación común en la población. Los medios de comunicación se han hecho eco de muchos temas relacionados con la salud y la alimentación, haciendo que cada vez estemos más preocupados o simplemente pendientes de lo que comemos. Uno de los temas más candentes en la actualidad es el consumo de proteínas: si es suficiente o si por el contrario abusamos de ellas, si es malo tomar suplementos de proteína cuando empiezas a ir al gimnasio, si todos los alimentos proteicos son iguales... En esta Guía Práctica podrás aprender a calcular cuánta proteína necesitas, conocerás a fondo todos los alimentos ricos en proteína (los más tradicionales y los más innovadores) y verás cómo planificar un menú semanal que cumpla tus requerimientos, además de muchas cosas más.

1

¿Qué son las proteínas?

Las proteínas son las moléculas orgánicas más abundantes en los seres vivos, desempeñando numerosas funciones en los mismos, todas ellas de extraordinaria importancia. Por un lado, forman parte de la estructura básica de los tejidos (músculos, tendones, piel, uñas, etc.) y, por otro, llevan a cabo funciones metabólicas y reguladoras (asimilación de nutrientes, transporte de oxígeno y de grasas en la sangre, inactivación de tóxicos, etc.).

Las proteínas están formadas por aminoácidos, moléculas con una parte común (agrupación alfa-amino-carboxilo) y otra parte que varía en cada uno de los aminoácidos (cadena «R» o radical) (**Figura 1**). La composición de la cadena «R» o radical es diferente para cada aminoácido, y determina la estructura de la proteína y, por tanto, su función. A pesar de que existen numerosos aminoácidos en la naturaleza, sólo veinte de ellos son utilizados para formar proteínas, y se denominan aminoácidos proteinogénicos (**Figura A1**).

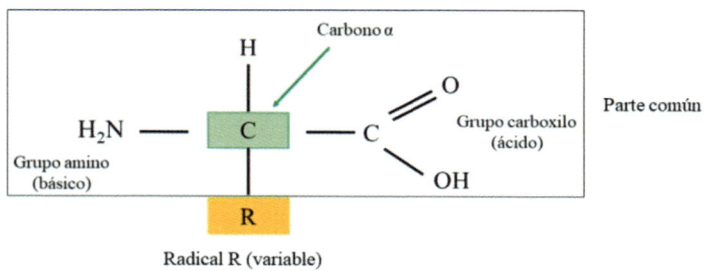

Figura 1

Estructura básica de un aminoácido

¿Sabías que…? Los aminoácidos no dan lugar sólo a proteínas

Mientras que hacen falta unos 100-200 aminoácidos para formar una proteína, la unión de unos 2-20 aminoácidos da lugar a un oligopéptido, mientras que la unión de más de 20 conduce a la formación de un polipéptido. Algunos de estos péptidos poseen carácter bioactivo, es decir, que confieren beneficios para la salud del consumidor como, por ejemplo, ayudar a prevenir enfermedades cardiovasculares y diabetes tipo 2 [1]. Por ejemplo, la lisozima presente en la clara de huevo (constituye el 5,3 % de las proteínas totales de la clara) es fuente de péptidos que parecen tener efecto antimicrobiano, regulador del sistema inmune y antihipertensivo [2]. Los alimentos de origen vegetal también presentan péptidos bioactivos como, por ejemplo, la alpha-1-purolitina del trigo, que tiene actividad antibacteriana [2].

Dentro de los aminoácidos proteinogénicos (los que forman proteínas) hay 9 que se consideran esenciales, ya que no pueden ser sintetizados por nuestro organismo y que, por tanto, debemos consumir por medio de los alimentos:

— *Aminoácidos esenciales*: histidina, isoleucina, leucina, lisina, metionina, fenilalanina, treonina, triptófano y valina.

— *Aminoácidos no esenciales*: alanina, arginina, asparagina, ácido aspártico, cisteína, ácido glutámico, glutamina, glicina, prolina, serina y tirosina. (* En niños la arginina se considera esencial, ya que sus requerimientos son superiores a su capacidad de síntesis endógena, no así en adultos sanos).

1.1. Funciones y clasificación de las proteínas

Las proteínas desempeñan múltiples funciones en el organismo, aunque la más conocida y principal es la estructural, ya que las proteínas forman parte de los músculos, los huesos, la piel y los órganos. Las proteínas llevan a cabo muchas otras funciones (**Figura 2**).

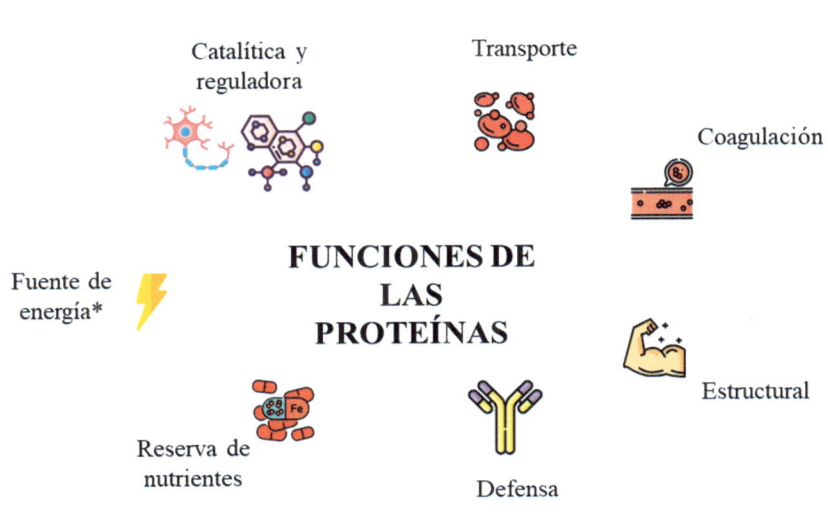

Figura 2

Funciones de las proteínas en el organismo.
* Función no prioritaria

Aunque, como se ha comentado anteriormente, las proteínas están compuestas por aminoácidos, existe otro grupo de moléculas que presenta una fracción no proteica en su estructura. Así, podemos distinguir las holoproteínas y las heteroproteínas (**Figura 3**).

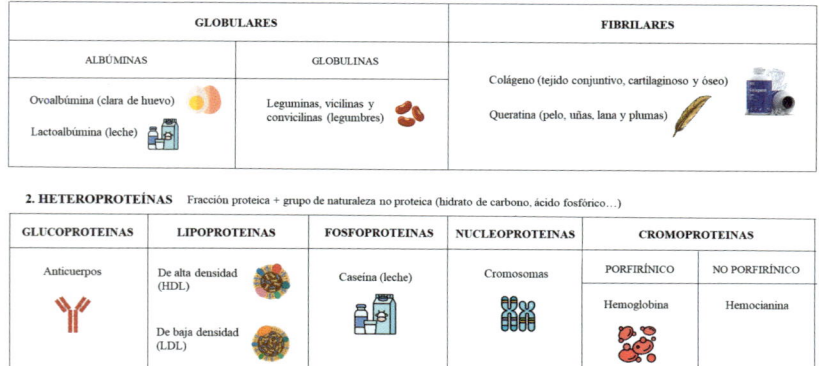

1. HOLOPROTEÍNAS Compuestas únicamente por aminoácidos

GLOBULARES		FIBRILARES
ALBÚMINAS	GLOBULINAS	
Ovoalbúmina (clara de huevo) Lactoalbúmina (leche)	Leguminas, vicilinas y convicilinas (legumbres)	Colágeno (tejido conjuntivo, cartilaginoso y óseo) Queratina (pelo, uñas, lana y plumas)

2. HETEROPROTEÍNAS Fracción proteica + grupo de naturaleza no proteica (hidrato de carbono, ácido fosfórico...)

GLUCOPROTEINAS	LIPOPROTEINAS	FOSFOPROTEINAS	NUCLEOPROTEINAS	CROMOPROTEINAS	
				PORFIRÍNICO	NO PORFIRÍNICO
Anticuerpos	De alta densidad (HDL) De baja densidad (LDL)	Caseína (leche)	Cromosomas	Hemoglobina	Hemocianina

Figura 3

Ejemplos de algunas de las proteínas que podemos encontrar en alimentos, clasificadas según su composición química

Dado que las proteínas se obtienen a partir de alimentos, es importante saber que no todas las fuentes dietéticas tienen el mismo **valor nutricional**. Por ello, se diferencian:

- *Fuentes de proteína de alta calidad*. Son aquellas cuya composición incluye todos los aminoácidos esenciales para el ser humano adulto (mencionados en el apartado 1.1.) y en cantidades suficientes. Ejemplo: huevo o pescado.
- *Fuentes de proteína de baja calidad*. Son aquellas cuya composición presenta cantidades insuficientes (según los estándares definidos para el mantenimiento de la salud) de alguno o algunos de los aminoácidos esenciales. Ejemplo:

las leguminosas (pobres en metionina o cisteína) o los cereales (pobres en lisina).

1.2. ¿Cómo se digieren y se absorben las proteínas?

Dado que las proteínas poseen un tamaño muy grande para que el organismo pueda aprovecharlas tal y como se encuentran en los alimentos, deben **digerirse** o, dicho de otro modo, romperse en moléculas mucho más pequeñas. Tal y como se ha comentado anteriormente, las proteínas están formadas por aminoácidos unidos entre sí. Durante el proceso de digestión, las proteínas quedan reducidas a aminoácidos, o moléculas formadas por pocos aminoácidos unidos entre sí (dipéptidos y tripéptidos), las cuales sí que pueden pasar desde el intestino hasta la sangre. Esto normalmente no supone ningún problema para el organismo, que las digiere con relativa facilidad.

Este proceso se inicia en la boca con la **masticación**, durante la cual el alimento se desmenuza en pequeños fragmentos. Esto favorece la acción posterior de los agentes implicados en la digestión, siendo éstos un grupo de enzimas (denominado «peptidasas») y de sustancias que se producen en el estómago formando parte de la secreción gástrica (como, por ejemplo, el ácido clorhídrico).

La **digestión** proteica se produce mayoritariamente en el estómago y en la porción inicial del intestino delgado (duodeno y yeyuno). La llegada del alimento al estómago propicia la producción de secreciones como el ácido clorhídrico, que hace que las proteínas se preparen para que otros componentes como la pepsina comiencen a hidrolizar (romper) las proteínas de la dieta. Una vez que el contenido del estómago pasa al intestino, el proceso digestivo de las proteínas de la dieta continúa, pero esta vez con un grupo de enzimas producidas por el páncreas. Entre estos enzimas se encuentran la tripsina, la quimotripsina, las carboxipolipeptidasas y la colagenasa, que continúan rompiendo los enlaces entre aminoácidos. Finalmente, la digestión de las proteínas se completa en el interior de las células del intestino, en donde se encuentran otras enzimas (peptidasas) que rompen pequeñas moléculas formadas por dos, tres o, eventualmente, hasta cuatro aminoácidos. Como resultado final de todo este proceso digestivo, mayoritariamente, se obtienen los aminoácidos que formaban la proteína presente en la dieta de manera individual (libre), de modo que ya resultan fácilmente absorbibles, aunque asimismo algunas agrupaciones de dos o tres aminoácidos (llamados de forma genérica dipéptidos o tripéptidos), también se absorben sin dificultad por las células que forman el intestino delgado.

Finalmente, mencionar que la **absorción** de proteínas intactas (sin digerir) no es relevante en individuos sanos, y tan sólo se aprecia en los primeros días o semanas del recién nacido o en individuos con atopia (alteración del sistema inmunitario que predispone a las personas a desarrollar alergias y que puede manifestarse de diferentes formas, por ejemplo, en forma de eccemas o asma) [3].

Una vez que se ha completado la absorción de los aminoácidos que formaban parte de la proteína de los alimentos, éstos se unen a otros que pueden ser creados por el organismo (fundamentalmente en el hígado) o a aquellos procedentes del reciclaje (degradación) de las propias proteínas que ya tenía el organismo. Es decir, la nueva proteína que se forma no tiene por qué ser la misma que se ha ingerido. Finalmente, aquellos aminoácidos que no sean utilizados (para formar proteínas o realizar determinadas acciones en el organismo) se degradan, siendo el nitrógeno presente en sus estructuras químicas excretado como urea a través de la orina [3].

1.3. Índices biológicos y químicos

Los índices biológicos y químicos permiten valorar la capacidad de las proteínas presentes en los alimentos para satisfacer las necesidades del organismo, es decir, para llevar a cabo los procesos de crecimiento y formación de estructuras corporales, así como para el mantenimiento y reparación de los tejidos ya formados. Esto permite definir las necesidades de proteína para cada género y grupo de edad (lactantes, niños pequeños, adolescentes y adultos), así como para situaciones especiales como el embarazo y la lactancia.

Para establecer los índices biológicos se utilizan modelos animales de experimentación o un reducido grupo de personas. Probablemente el índice biológico más empleado es el «**valor biológico**» **(VB)**, que se define como la proporción de la proteína absorbida que es retenida en el cuerpo y, por tanto, utilizada por el organismo. Para crear una proteína en el cuerpo deben estar presentes todos los aminoácidos necesarios (los que contiene esa proteína); si falta alguno no se puede crear. Por ello, si la proteína ingerida contiene todos los aminoácidos esenciales (los que no puede crear el organismo) en las proporciones necesarias, se dice que es de alto VB. En cambio, si tiene cantidades insuficientes de un aminoácido o le falta alguno (aminoácido limitante), el VB es menor y por lo tanto también su calidad. En este sentido cabe mencionar que, en general, las proteínas de origen animal tienen mayor valor biológico que las de origen vegetal. De entre ellas las de mayor VB son las del huevo y la leche humana, que se consideran las proteínas de referencia.

Otro parámetro habitualmente utilizado es el denominado «**coeficiente de utilización neta de la proteína**» **(NPU)** que, a diferencia del anterior, tiene en cuenta la digestibilidad de la proteína, ya que ésta no suele ser completa; efectivamente, siempre hay una parte que no se digiere y que, por tanto, no es susceptible de ser absorbida.

Por otra parte, se han definido otros índices químicos, que tienen en cuenta el perfil de aminoácidos obtenido mediante técnicas analíticas realizadas en un laboratorio, sin la utilización de modelos animales. Consiste en comparar el perfil de aminoácidos que conforman la proteína de un alimento con una proteína patrón o de referencia. Esta referencia o patrón lo estableció la FAO, del inglés *Food and Agriculture Organization* e indica en él qué aminoácidos y en qué cantidad deben aparecer idealmente [4]. Las cantidades se establecieron concretamente para los aminoácidos esenciales y para cada grupo de edad (bebés de 0 a 6 meses, hasta los 3 años de edad, y para etapas posteriores) (**Tabla A1**).

2

¿Cuáles son las fuentes dietéticas de proteína?

En la dieta, las proteínas pueden provenir de alimentos tanto de origen animal como de origen vegetal, siendo, en general, el contenido de proteínas mayor en alimentos de origen animal. Además, tal y como se ha mencionado anteriormente en esta guía, la calidad (presencia de aminoácidos esenciales) y la digestibilidad (relación del nitrógeno absorbido respecto al consumido) de la proteína de origen animal también suele ser superior a la que podemos encontrar en alimentos de origen vegetal [5,6].

2.1. Fuentes dietéticas de proteína: origen animal

2.1.1. Carne, pescado y marisco

La **carne y el pescado** son (junto con el huevo) las dos principales fuentes de proteína en una dieta omnívora, proporcionando un contenido elevado de proteína que, en general, es de buena calidad. No obstante, como estos alimentos tienen características propias que influyen en el contenido y calidad de las proteínas, se van a abordar por separado. En cuanto al marisco, aunque su contenido de proteína es similar al de la carne y el pescado (en torno al 10-15 %), su ingesta suele ser menor (debido principalmente a la temporalidad o a su precio) y por ello no suelen considerarse fuentes importantes de proteína en la dieta.

Por definición, al hablar de **carne** se hace referencia al músculo esquelético proveniente de animales de corral, caza y mamíferos marinos [7,8]. O, dicho de otra forma, al comer carne se consume el músculo de los animales. Según la parte del animal, el músculo (la carne) tendrá mayor o menor cantidad de capas de tejido conectivo, las cuales envuelven las diferentes estructuras del mismo (**Figura 4**) [8].

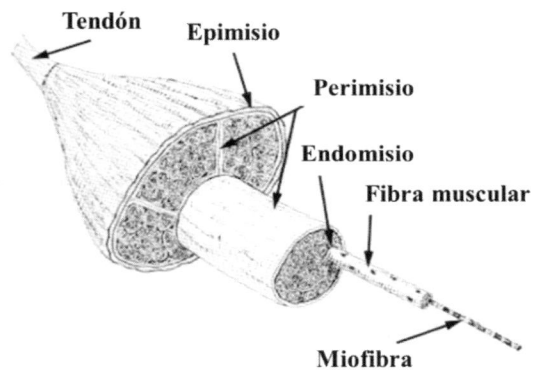

Figura 4
Estructura del músculo.
Modificado de [6]

¿Toda la carne tiene la misma cantidad de proteína?

El **contenido de proteína** de la carne puede variar en función de factores como la especie animal, la raza, la edad o su

24

alimentación, aunque dependerá principalmente de la parte del animal que se consuma (**Tabla 1**). Como en la carne apenas hay hidratos de carbono (0,005 a 0,02 % de su composición), la presencia de grasa de una pieza será el factor que principalmente afecte a su contenido de proteína; las partes más magras (con menos grasa) proporcionarán más proteína, mientras que aquellas partes que tengan más grasa, en proporción, aportarán una menor cantidad de proteína (para un mismo tamaño de porción de alimento) [9]. En cualquier caso, y considerando las piezas de carne más magras, el contenido de proteína de la carne proveniente de diferentes animales suele ser relativamente constante, siendo de alrededor del 20 % [10].

Tabla 1

Contenido de proteína y grasa de diferentes tipos de carne [10]

	Cantidades por 100 g de porción comestible							
	Ternera		Cerdo		Pollo		Cordero	
Pieza	Solomillo	Costilla	Lomo	Beicon	Pechuga	Muslo	Costilla	Pierna
Proteína (g)	20,2	20,0	24,9	8,7	23,1	19,5	15,6	18,9
Grasa (g)	3,1	6,6	2,5	57,5	1,2	3,4	20,1	12,1

¿Toda la proteína procedente de la carne es de la misma calidad?

En este sentido, existen tres tipos de proteína en la carne. Así, dependiendo de la presencia (proporción) de cada uno de estos tipos, **la calidad de la proteína variará**.

Por un lado, en la carne se encuentran las **proteínas sarcoplásmicas** (suponen el 20-30 % del total de la proteína); éstas son principalmente enzimas y compuestos que **dan color a la carne** (mayoritariamente la mioglobina, proteína del músculo que transporta oxígeno). Dentro de este grupo de proteínas se encuentran también las proteasas musculares, las cuales juegan un papel importante en el proceso de maduración de la carne, puesto que intervienen en la degradación de la estructura fibrilar de ésta, haciendo que se vuelva más tierna [6].

En segundo lugar, están las **proteínas miofibrilares**, que son las más abundantes de la carne (60-70 % del total de la proteína) y que como su nombre indica, son fibras proteicas que **dan la estructura** característica al tejido muscular [9]. Son las proteínas de este tipo las que participan tanto en la contracción muscular (actina y miosina) como en su regulación (tropomiosina y troponina) y, por ello, juegan también un papel importante en el proceso de maduración de la carne [6].

El tercer tipo de proteínas presentes en la carne son las **proteínas del estroma** (suponen el 10-20 % del total de la proteína); éstas son proteínas extracelulares y **forman parte del tejido conectivo** que rodea las diferentes estructuras que conforman el músculo. Dentro de este tipo de proteínas destacan el colágeno y la elastina. El contenido de proteínas del estroma de una pieza de carne varía dependiendo de factores como la localización anatómica (cuanto más uso tenga un músculo en el animal, mayor será su contenido en colágeno), o la edad del animal (el contenido de colágeno en el músculo es mayor en animales viejos) [6].

La **digestibilidad** de la proteína de la carne es muy elevada (94-98 %), siendo mayor que la de la proteína vegetal (del 78-88 %) [9]. En este caso, el contenido de tejido conectivo (proteína de estroma) de una carne afectará negativamente en la digestión. Por ejemplo, un solomillo, que tiene menor contenido de tejido conectivo (por eso se puede cocinar a la plancha), tendrá una digestibilidad mayor/mejor que la carne para guiso, cuyo contenido de tejido conectivo es mayor (y por ello hay que guisarla/estofarla para poder comerla) (**Figura 5**) [9].

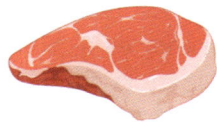

Proteínas sarcoplasmáticas	Proteínas miofibrilares	Proteínas del estroma	Valor biológico (calidad y digestibilidad)
⬆	⬆	⬇	⬆
⬇	⬇	⬆	⬇

Figura 5

Las proteínas sarcoplasmáticas y miofibrilares se consideran de mayor valor biológico que las proteínas del estroma. Por ello, aquellas piezas de carne con mayor contenido de proteínas del estroma (tejido conectivo), que suelen ser piezas de calidades comerciales más bajas (destinadas a preparaciones culinarias como estofados o guisos), proporcionarán una proteína de valor biológico más bajo

¿Es la gelatina una fuente interesante de proteínas?

Aunque, en general, la proteína de la carne de animales terrestres es de alta calidad, existen excepciones como la gelatina (que se obtiene a partir del colágeno) que es una proteína de mala calidad, ya que carece de los aminoácidos esenciales valina, tirosina y triptófano [6].

¿En qué se diferencia el pescado de la carne de animales terrestres?

Centrándonos en el **pescado**, este término hace referencia a todo animal vertebrado comestible, marino o de agua dulce, fresco o conservado por procedimientos autorizados [11]. En general, cuando nos referimos al pescado, suele ser su procedencia (marino o de agua dulce) y/o su contenido de grasa (pescado blanco o azul) lo que se tiene en cuenta para su clasificación y consumo. Como al comer pescado se consume (principalmente) el tejido muscular del mismo, este alimento también es una importante fuente de proteína de la dieta.

En comparación con la carne de animales terrestres, la estructura del músculo del pescado guarda diferencias significativas que influyen en su composición nutricional (**Figura 6**). Así, el músculo del pescado se organiza en unas estructuras denominadas **miotomos,** unidos directamente a la columna vertebral del animal (sin necesidad de tendones), siendo el número de miotomos igual al número de vértebras del pez. A su vez, los miotomos se separan entre ellos por capas de tejido conectivo, los cuales permiten la separación del tejido muscular en láminas durante el cocinado (como ocurre, por ejemplo, cuando se cocina el bacalao) [3,9].

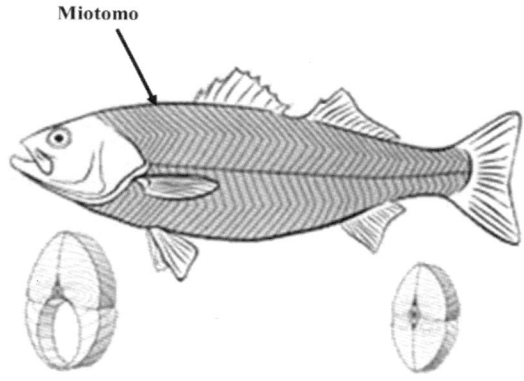

Figura 6

Representación esquemática de la estructura muscular del pescado

¿Cuánta proteína tiene el pescado?

Las proteínas son, tras la grasa, el nutriente principal que aporta el pescado. En este sentido, la cantidad de proteína que se consigue al consumir pescado es similar al que proporciona la carne de animales terrestres. En general, el contenido de proteína del pescado es del 15-20 %, porcentaje que se mantiene constante tanto en peces marinos como de agua dulce (**Tabla 2**).

Tabla 2

Contenido de proteína de diferentes pescados [10]

Pescado	Cantidades por 100 g de porción comestible					
	Atún	Sardina	Merluza	Rodaballo	Salmón	Trucha
Proteína (g)	22,0	18,1	11,9	16,1	18,4	15,7

La proteína del pescado es de alto valor biológico, ya que contiene todos los aminoácidos esenciales y en proporción adecuada. Al igual que en la proteína de la carne de animales terrestres, en el pescado también se encuentran los tres tipos de proteína anteriormente mencionados: proteínas **sarcoplasmáticas**, **miofibrilares**, y del **estroma**. Sin embargo, existen ciertas diferencias en comparación a la proteína de la carne de animales terrestres. Por un lado, la proporción de cada tipo de proteína es diferente, siendo la presencia de las **proteínas del estroma** menor en el pescado (3-10 % pescado *vs.* 15-20 % carne). Por otro lado, dentro de las **proteínas sarcoplasmáticas** se encuentran los principales alérgenos provenientes del pescado (denominadas parvalbúminas) [6]. Finalmente, en el pescado también se encuentran compuestos nitrogenados no-proteicos (como aminas, óxidos de aminas y aminoácidos libres) que pueden producir reacciones de tipo alérgico [9].

La **digestibilidad** de la proteína de pescado es muy alta (del 90-99 %), siendo similar a la de la carne de animales terrestres y superior a la proteína de origen vegetal [6]. Al igual que ocurre con la carne de animales terrestres, el contenido de proteínas del estroma será uno de los factores que influirá de forma más notable en la digestibilidad de la proteína del pescado. En este sentido, como el contenido de proteínas del estroma en el pescado es inferior al de la carne, y dado que el colágeno del pescado se gelatiniza a una temperatura inferior (45 °C pescado *vs.* 60-65 °C carne), su digestibilidad es mayor/mejor [8].

En resumen, la carne y el pescado son dos fuentes de proteína de gran interés desde el punto de vista dietético, proporcionando una cantidad considerable de proteína de alto valor biológico. En el caso de la carne, el contenido de grasa y de tejido conectivo de una pieza serán factores que influyen en la cantidad y calidad de la proteína que aporta. La cantidad y calidad de la proteína que aporta el pescado será similar a la de la carne de animales terrestres, pero con una digestibilidad mayor, lo cual puede resultar de interés para ciertos grupos poblacionales, como niños y ancianos.

En lo que al **marisco** se refiere, la importancia de este alimento como fuente de proteína dietética es menor que la de la carne o el pescado por diferentes motivos, como su precio, la temporalidad o la cantidad consumida. No obstante, y atendiendo a su composición nutricional, lo cierto es que el contenido de proteína presente tanto en los moluscos (como las almejas, las vieiras o los calamares) como en los crustáceos (como los langostinos o los percebes) es considerable, siendo en algunos casos incluso superior al contenido de proteínas en carnes y pescados (**Tabla 3**).

Tabla 3

Contenido de proteína de diferentes mariscos [10]

Marisco	Cantidades por 100 g de porción comestible				
	Almeja	Vieira	Calamar	Langostino	Percebe
Proteína (g)	10,7	19,0	14,0	24,3	13,6

En lo que respecta a su composición, la proteína proveniente del marisco (ya sea de moluscos o crustáceos) se considera de gran calidad ya que contiene todos los aminoácidos esenciales y en proporciones adecuadas [12]. Asimismo, la digestibilidad de la proteína presente en el marisco es muy elevada (comparable a la digestibilidad de la proteína de pescado), lo que asegura un aprovechamiento óptimo de este nutriente [9].

2.1.2. Huevo

El **huevo** ha formado parte de la dieta del ser humano desde la antigüedad y representa una fuente importante de proteína de calidad. Su consumo está menos restringido en ciertos colectivos como las personas ovolactovegetarianas o personas con problemas de dentición y/o deglución (personas con disfagia), ya que el huevo es fácil de masticar y de tragar. Cuando se utiliza el término huevo en el etiquetado de los alimentos, se hace referencia exclusivamente a los huevos procedentes de gallinas (*Gallus gallus*), por lo que si estos provienen de otras especies aviares (codorniz o pato, por ejemplo) es necesario especificarlo [8].

La parte comestible de los huevos (excluyendo obviamente la cáscara) está formada por la clara y la yema, siendo ambas fracciones interesantes fuentes de proteína (**Figura 7**). No obstante, y debido a las diferencias en la composición nutricional de ambos componentes (principalmente debido al contenido lipídico), se puede consumir o bien la clara o la yema por separado. Así, como el contenido de colesterol en la yema es muy superior al de la clara (la cual prácticamente carece de lípidos), suele ser habitual separar ambas partes del huevo y consumir únicamente la clara, especialmente en personas con dislipemia. De hecho, debido al contenido de colesterol de la yema, durante años se recomendaba reducir el consumo de huevos (a 2-3 huevos a la semana). Sin embargo, diferentes estudios han demostrado que el consumo de colesterol (y por consiguiente de huevos) no tiene un efecto tan grande en sus niveles plasmáticos como otros factores relacionados con la dieta (como son el exceso de grasas saturadas y grasas *trans* o un consumo insuficiente de fibra) [13,14]. Por ello, en la actualidad las recomendaciones de consumo de huevos se sitúan en un máximo de 4 huevos medianos a la semana, y siempre dentro de una alimentación equilibrada y saludable.

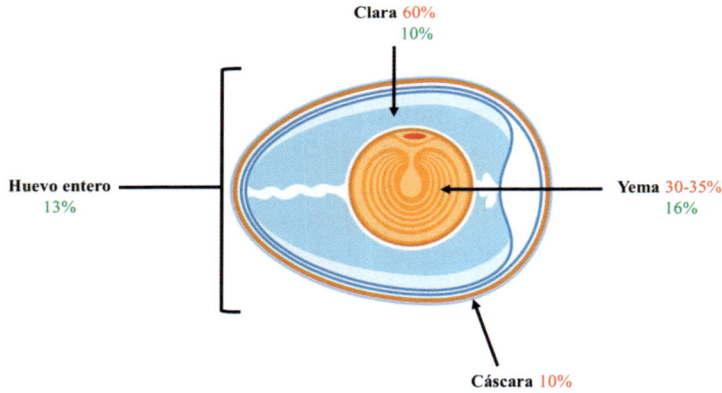

Figura 7

Representación esquemática en % de masa total de la composición (números en rojo) y el contenido de proteína (números en verde) de un huevo de gallina [3]

¿Es el huevo una buena fuente de proteína?

En un huevo entero, las proteínas suponen el 13 % de su composición (**Figura 7**). Aunque el contenido de proteína es algo menor que el de la carne o el pescado, el huevo sigue siendo una fuente de proteína de gran interés nutricional. De hecho, la calidad de la proteína del huevo se considera excelente, dado que contiene todos los aminoácidos esenciales y en proporciones adecuadas. Debido al alto valor biológico de la proteína del huevo, ésta ha sido utilizada durante muchos años como «proteína patrón» [6], siendo posteriormente reemplazada por un patrón propio desarrollado por la Organización Mundial de la Salud (OMS) para la evaluación de la calidad de proteínas de otras fuentes alimentarias [15].

¿Qué diferencias existen entre la clara y la yema del huevo?

En cuanto a la composición del huevo, cabe destacar que el contenido de proteína de un huevo es del 13 %, el cual se reduce hasta un 10 % en el caso de la clara y aumenta hasta un 16 % en el caso de la yema (**Figura 7**). Sin embargo, a pesar de contener un menor porcentaje de proteína, la clara es la principal fuente de proteína del huevo puesto que supone un 60 % de su peso [16].

Al igual que ocurre con el contenido de proteína, **la composición proteica de la clara y la yema también es diferente**, lo cual tiene su repercusión desde el punto de vista nutricional. Por un lado, la composición de aminoácidos es ligeramente diferente entre ambas porciones del huevo (mayor contenido de lisina, treonina y serina por gramo de proteína en la yema) [6]. Por otro lado, la composición de las LDL presentes en la yema (contienen, entre otros, un 65 % de triglicéridos y un 4 % de colesterol) hace que el consumo de esta porción del huevo no sólo aporte proteínas [8].

En cuanto a la **digestibilidad** de la proteína del huevo, ésta se sitúa en un 97 %, siendo similar o ligeramente superior a la digestibilidad de otras proteínas de origen animal (como las que se encuentran en la carne, pescado o lácteos) y significativamente mayor a la de proteínas de origen vegetal [17].

Proteína del huevo y alergias

Un factor importante a tener en cuenta al referirnos a la proteína del huevo (como ocurre con la proteína del pescado) es su

potencial alergénico. En este sentido, y debido a su mayor contenido proteico, la clara es la principal fuente de alérgenos del huevo, aunque en realidad la yema también contiene proteínas alergénicas. Así, la ovoalbúmina, el ovomucoide, la conalbúmina y la lisozima en la clara, y la α-livetina en la yema, son las proteínas relacionadas con las reacciones alérgicas (mediadas por anticuerpos IgE) producidas por el consumo de huevos [18]. Cabe señalar que las reacciones alérgicas al consumo de huevos ocurren generalmente en la población infantil, y que su tratamiento se basa en la exclusión del alimento de la dieta. En esos casos, y dado que el huevo es una fuente de proteína de gran interés dietético (tanto por el contenido como por la calidad de la proteína), será necesario supervisar la dieta de esas personas para asegurar un aporte de proteína adecuado.

2.1.3. Lácteos

El término leche hace referencia a «la secreción mamaria normal de animales lactantes que se obtiene de uno o más ordeños sin adiciones ni extracciones, y que se proyecta destinar al consumo como leche líquida o para su elaboración ulterior» [11]. Mientras que la leche de vaca y cabra presentan un contenido en proteína similar, la de oveja tiene un contenido de proteína superior (**Tabla 4**).

Tabla 4

Contenido de proteína de leche entera
de diferentes especies animales de consumo cotidiano [10]

	Cantidades por 100 g de porción comestible		
Tipo de leche	Vaca	Cabra	Oveja
Proteína (g)	3,1	3,4	5,6

¿Son igual de proteicos todos los derivados lácteos?

Durante la elaboración de **derivados lácteos**, parte del agua que contiene la leche de origen se elimina, lo que hace que el resto de nutrientes (incluyendo las proteínas) se concentren (aumenta su contenido). A pesar de que, por norma general, al hablar sobre derivados lácteos se tiende a considerar a todos ellos similares, lo cierto es que **su composición nutricional** (contenido de proteínas y grasa, principalmente) **difiere significativamente**.

Por ejemplo, en el caso del **queso**, su elaboración implica, entre otros procesos, la coagulación de la proteína de la leche y la de suero, lo que supone la eliminación de una parte del agua de la leche. Sin embargo, según el tipo de queso, éste se somete posteriormente a un proceso de curación en el cual parte del agua que todavía retiene el queso se elimina (concentrando todavía más los nutrientes) [19]. Por ello, los quesos con mayor maduración tendrán un menor contenido de agua y un mayor contenido de proteínas en comparación con quesos más frescos (también tendrán más grasa) (**Tabla 5**).

Tabla 5

Contenido de proteína de diferentes derivados lácteos
de consumo cotidiano [10]

Tipo de derivado lácteo	Cantidades por 100 g de porción comestible					
	Queso curado	Queso fresco (tipo Burgos)	Yogur entero	Kéfir	Nata líquida (18 % MT)	Mantequilla
Proteína (g)	35,8	12,4	3,2	3,3	2,5	0,7

MT: materia grasa.

Entre estos últimos también existen diferencias reseñables; por ejemplo, el contenido de proteína de los quesos frescos batidos (alrededor de 8 g/100 g de alimento) es menor que el de un queso fresco tipo Burgos [20]. Otro de los derivados lácteos cuyo consumo ha aumentado en los últimos tiempos es el skyr, que es un queso, aunque en ocasiones se considere yogur (por su apariencia). El contenido de proteína del *skyr* es similar al de un queso fresco batido [20].

En cuanto a las **leches fermentadas**, éstas se elaboran fermentando la leche mediante bacterias específicas, las cuales convierten parte de la lactosa en ácido láctico. Como en la elaboración de estos derivados lácteos no se elimina el agua de la leche, su contenido de proteína suele ser similar al de la leche (en torno al 3 %) (**Tabla 5**). No obstante, también existen productos (generalmente destinados a personas mayores o deportistas, cuyas necesidades de proteína pueden estar aumentadas) como los yogures proteicos, cuyo contenido en proteína es mayor que el de un yogur convencional (siendo de 10 g/100 g de alimento, casi el triple) [20]. Finalmente, en el caso de la nata y la mantequilla, estos derivados lácteos se obtienen mediante la separación de la grasa láctea: la nata se separa de la leche mediante un proceso de desnatado y la mantequilla se obtiene del batido de la nata y su posterior amasado [8,21]. En ambos casos, el contenido de proteínas es mucho más bajo que el de otros derivados lácteos o la leche, siendo la grasa el principal nutriente presente en estos alimentos.

¿Qué tipo de proteínas constituyen la proteína de la leche?

Cuando se habla de la proteína de la leche, hay que tener en cuenta que ésta está constituida por las **caseínas** y las **proteínas del lactosuero**. Por otro lado, cabe destacar que la leche también contiene compuestos nitrogenados no proteicos, aunque en una proporción mucho menor [22].

Las **caseínas** son las proteínas más abundantes de la leche (suponen el 80 % del total), se distinguen cuatro tipos (α (1 y 2), β, $\varkappa$ y γ caseínas) y se organizan en unas partículas llamadas micelas (**Figura 8**). Las micelas están en movimiento constante en la leche y se mantienen separadas unas de otras porque tienen una carga negativa neta (se repelen entre sí) y por la fuerte afinidad que tienen con el agua (se crea una capa de hidratación que mantiene a las micelas separadas). Esto hace que las micelas tengan una gran importancia desde el punto de vista tecnológico, ya que la caseína tiene la capacidad de precipitarse por diferentes motivos (por la acidificación de la leche, por acción de enzimas proteolíticas o por desestabilización por sales de calcio divalentes). Esto es de gran interés en la elaboración de derivados lácteos (principalmente queso) [22].

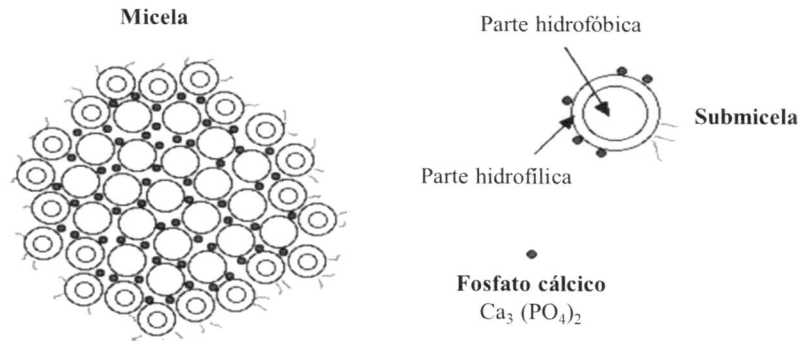

Figura 8

Representación esquemática de la estructura de una micela de caseína. Modificado de [6]

En el caso de las **proteínas del lactosuero**, éstas son mucho menos abundantes en la leche, suponiendo el 20 % del total. Existen diferentes proteínas dentro de las proteínas del lactosuero, tales como la α-lactoalbúmina, la β-lactoglobulina, albúmina sérica, proteasas-peptonas, lactoferrina, inmunoglobulinas y otras proteínas (lactoferrina, transferrina y ceruloplasmina). En comparación a la caseína, las proteínas de lactosuero tienen una estructura globular bien definida (con fracciones polares, nopolares y cargadas distribuidas homogéneamente), lo que evita las interacciones entre las mismas [6]. Al igual que la caseína, las proteínas del lactosuero tienen un gran interés desde el punto de vista tecnológico (principalmente por su alto valor nutricional), y se utilizan, entre otros, para la elaboración de fórmulas de inicio y continuación de lactantes [22]. Hay que tener en cuenta que, al consumir ciertos derivados lácteos, la proporción de proteínas de lactosuero será menor debido a que durante el proceso de elaboración (como ocurre por ejemplo en los quesos) parte de este suero es eliminado.

¿Es la proteína de la leche de buena calidad?

La proteína de la leche se considera de **alto valor biológico,** es decir, de buena calidad, puesto que contiene todos los aminoácidos esenciales y en proporciones adecuadas [23]. Además, la proteína de la leche de vaca se caracteriza por tener un contenido mayor que otros alimentos de **aminoácidos de cadena ramificada** (isoleucina, leucina y valina), los cuales se caracterizan por estimular la síntesis proteica muscular (especialmente en el caso de la leucina). Por otro lado, desde el punto de vista nutricional, la proteína de la leche es de gran interés ya que minerales como el calcio se encuentran unidos a las proteínas (lo que se relaciona con su biodisponibilidad, que es elevada). Además, dentro de las proteínas de la leche se han identificado péptidos bioactivos (resistentes a enzimas digestivas y que son absorbibles) para los que se han descrito algunos efectos beneficiosos en la salud [24].

Además, y más allá del contenido y perfil de aminoácidos de la proteína láctea, cabe destacar su alta **digestibilidad**, la cual se sitúa en torno al 95 % [3]. A esto habría que sumarle que la aplicación de tratamientos térmicos, como son la pasteurización o termalización que habitualmente se utilizan en la higienización de la leche o la elaboración de productos derivados, influye de forma positiva en la digestibilidad de la proteína láctea [25].

Alergia a la proteína de la leche e intolerancia a la lactosa: diferencias

Otro de los aspectos a tener en cuenta cuando se trata de la proteína de la leche de vaca es el potencial alergénico de la misma. En este sentido, es necesario tener claro si una persona es **alérgica a la proteína de leche de vaca** o si lo que tiene es una **intolerancia a la lactosa**, dado que en ambos casos algunos de los síntomas suelen ser parecidos (y por ello se tienden a confundir). En el caso de la **alergia a la proteína de la leche de vaca**, ésta suele ser la alergia alimentaria más común en edad infantil, la cual suele desaparecer a partir de los 6 meses de edad [26]. Las principales responsables de este tipo de reacción alérgica son la caseína, la β-lactoglobulina, la α-lactalbumina, la albúmina sérica y las inmunoglobulinas. Cabe destacar que la mayoría de niños y niñas (alrededor del 90 %) alérgicas a la proteína de leche de vaca también lo son a la leche de otros animales (como la de oveja o la de cabra), por lo que el consumo de otras leches como alternativa no suele funcionar [26].

En cuanto a la **intolerancia a la lactosa** (principal azúcar presente en la leche de vaca), se trata de una alteración a nivel de mucosa intestinal en la cual la lactosa no es digerida (por falta de la enzima lactasa) creando una serie de síntomas gastrointestinales (dolor abdominal, flatulencia, diarrea e incluso vómitos) sin la intervención del sistema inmune (lo que la diferencia de una reacción alérgica) [26]. En este sentido, la persona afectada puede seguir consumiendo leche de vaca, siempre y cuando esta sea sin lactosa (sin que la ingesta de proteína le produzca ningún síntoma). Sin embargo, existen situaciones en las que se «diagnostica» erróneamente intolerancia cuando en realidad lo que padece esa persona es una reacción alérgica a proteínas concretas de la leche de vaca. Así, diferentes estudios han demostrado que consumir leche que contiene la variante A1 de la β-caseína puede producir síntomas similares a los producidos por la intolerancia a la lactosa, puesto que durante la digestión de esta proteína en el estómago se forma un péptido pro-inflamatorio llamado β-casomorfina-7 [27]. Por el contrario, la leche que contiene exclusiva o mayoritariamente la variante A2 de la β-caseína (también denominada como la variante original de la β-caseína) no produce síntomas gastrointestinales que puedan llevar a pensar que una persona sufre intolerancia a la lactosa [28]. En este sentido, diferentes estudios indican que la selección de animales con la variante A2 de la β-caseína (también denominados como *animales del viejo mundo* o *ancestrales*) permite producir leche que puede ser consumida por personas que padecen síntomas gastrointestinales (y han sido mal diagnosticados como intolerantes a la lactosa) al consumir leche de vaca comercial [29]. En los últimos años el número de investigaciones realizadas sobre este tema ha aumentado de forma exponencial, y en la mayoría de ellas se sugiere que los productos relacionados con la variante A2 de la β-caseína podrían ser mejores que los relacionados con la variante A1. De hecho, ya han aparecido en el mercado nuevos productos etiquetados como «leche A2» o «lácteos libres de A1» [30]. No obstante, y a pesar de que los resultados y evidencias actuales apuntan en esta dirección, todavía hacen falta más estudios clínicos que corroboren esta idea.

2.2. Fuentes dietéticas de proteína: origen vegetal

A pesar de que, en general, las proteínas de origen animal tienen una mayor calidad (perfil de aminoácidos más completo), además de una mayor disponibilidad, las proteínas de origen vegetal también resultan interesantes a nivel nutricional.

2.2.1. Legumbres

Entre los alimentos de origen vegetal considerados fuente de proteína se encuentran las **legumbres**, que pertenecen a la familia *Fabaceae* (o *Leguminosae*). Dentro de esta familia se encuentran tanto **semillas no oleaginosas** (conocidas comúnmente como legumbres), como **semillas oleaginosas** (cacahuetes y soja) [31].

Dado que el consumo de legumbres se ha relacionado con numerosos beneficios para la salud, se recomienda consumir un mínimo de 4 raciones a la semana [32]. Gracias a la gran variedad de legumbres disponibles, cumplir estas recomendaciones resulta sencillo, ya que existe un amplio abanico de posibilidades para elaborar platos originales y nutritivos. En este sentido, las legumbres más conocidas en nuestro entorno son las alubias (alubia común, blanca de riñón, pinta o tolosana), las lentejas (verdes, naranjas o pardinas), los garbanzos (castellano, venoso andaluz o chamad), los guisantes, la soja, los altramuces y los cacahuetes [33].

Su estructura se divide en 4 partes: hilo, embrión (1-4 % del peso), cubierta de la semilla (7-15 % del peso) y cotiledón (85 % del peso) (**Figura 9**).

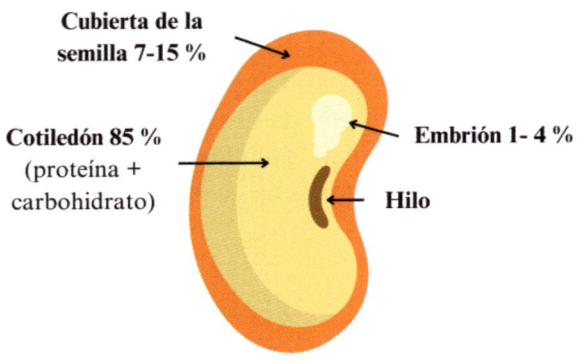

Figura 9

Estructura general de las legumbres

En cuanto a su contenido en proteína, éste oscila entre el 19 y el 36 %, y se concentra principalmente en el cotiledón. Su alto contenido en proteínas hace de las legumbres la principal fuente dietética de proteínas de origen vegetal.

Pero... ¿es completa la proteína de las legumbres?

En general, la proteína de las legumbres se caracteriza por tener bajos niveles de aminoácidos como la metionina y la cisteína. Esta limitación se puede solucionar mediante la combinación de legumbres con cereales (que son ricos en estos dos aminoácidos). Estos dos tipos de alimentos se complementan de forma que la limitación en la cantidad de metionina y cisteína de las legumbres es subsanada por los cereales, mientras que la limitación de lisina de los cereales es subsanada por las legumbres, (ricas en lisina) de tal forma que el perfil de aminoácidos de la mezcla es más completo. De hecho, existen numerosos platos tradicionales que combinan legumbres y cereales, como las lentejas con arroz. Sin embargo, se debe tener en cuenta que hay legumbres que tienen un perfil de aminoácidos completo como, por ejemplo, la soja, el guisante o el garbanzo. Como se puede ver en la **Tabla A2**, la cantidad de aminoácidos de estas tres legumbres llega a los niveles establecidos por la OMS.

¿Qué legumbre tiene más proteína?

Entre las legumbres, la soja seca destaca por su contenido en proteína (unos 36 g por cada 100 g de producto) (**Figura 10**). A continuación, las lentejas son la legumbre más rica en este macronutriente (25 g por cada 100 g), seguidas de los guisantes y las alubias (22 g por cada 100 g) y, finalmente, los garbanzos (19 g por cada 100 g) [10].

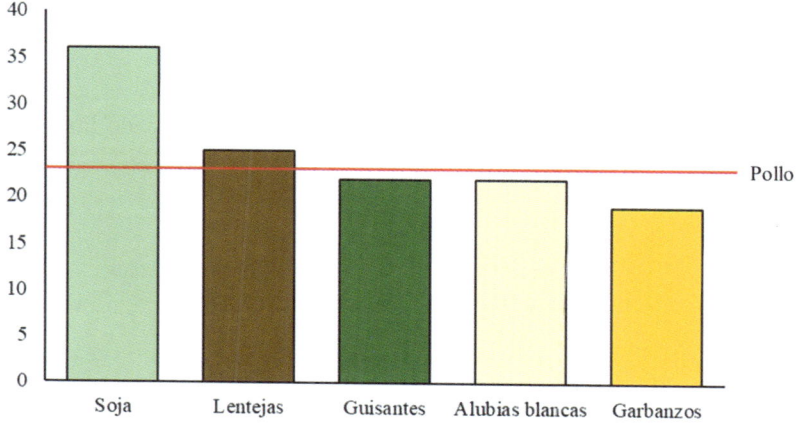

Figura 10

Comparativa de la cantidad de proteína (g por 100 g de alimento en seco) de diferentes fuentes alimentarias de proteína vegetal. La línea horizontal corresponde al contenido en proteína de la pechuga de pollo [10]

Pero... ¿las legumbres no tienen anti-nutrientes?

Las legumbres son alimentos ricos en macro y micronutrientes. Sin embargo, presentan unos compuestos denominados «anti-nutrientes» que pueden tener un impacto negativo en la dieta, dado que afectan al aprovechamiento de los nutrientes presentes en otros alimentos [34]. Entre los anti-nutrientes presentes en las legumbres se encuentran las saponinas, los taninos, el ácido fítico o los inhibidores de proteasas, entre otros. Por ejemplo, el ácido fítico interfiere en la digestión de las proteínas, dado que se une a ellas impidiendo que las enzimas encargadas de la digestión puedan actuar de forma correcta.

Sin embargo, existen numerosos métodos, como poner las legumbres a remojo, cocerlas, germinarlas o fermentarlas, que reducen significativamente el contenido en anti-nutrientes [34]. De hecho, como se puede ver en la **Figura 11**, el tiempo de remojo influye en la disminución de anti-nutrientes como el ácido fítico.

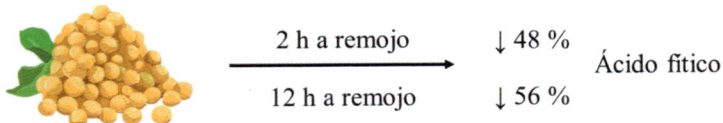

Figura 11

Influencia del tiempo de remojo de los garbanzos
en el contenido de ácido fítico [34]

Legumbres convencionales vs. productos texturizados

Los productos texturizados se utilizan cada vez más como sustituto de la carne en patrones dietéticos veganos o vegetarianos. Aunque el más común es la soja texturizada, también se pueden encontrar otros productos como, por ejemplo, el guisante texturizado. El procedimiento más común para su obtención es el de extrusión. En el caso de la soja texturizada, el material base es la harina de soja (50 % de contenido en proteína), que se mezcla con agua, cloruro de sodio y otros ingredientes. Esta mezcla se somete a altas presiones en un extrusor y, a medida que sale de éste, se va cortando. A continuación, se seca y envasa [35]. El proceso de texturización implica diferentes técnicas, además de altas temperaturas, que pueden afectar a la calidad de la proteína. Además, se ha visto que, tras el procesado de texturización, el contenido de algunos aminoácidos presentes en el alimento también puede verse disminuido, como es el caso de la cisteína [36].

2.2.2. Cereales, semillas y frutos secos

Los **cereales** son una importante fuente dietética de energía y nutrientes. Además de aportar macronutrientes como carbohidratos (principalmente) y proteínas, son ricos en fibra y en micronutrientes como la vitamina E o algunas vitaminas del grupo B, magnesio y zinc, entre otros. A pesar de que existen cereales con diversas formas y tamaños, todos presentan una estructura común que se diferencia en tres partes: el salvado, el endospermo y el germen (**Figura 12**) [37].

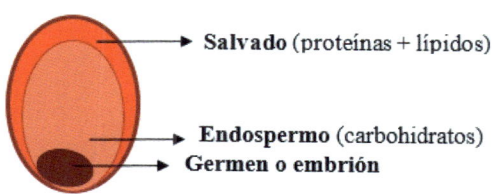

Figura 12

Estructura de los granos de cereales

Pero... ¿los cereales tienen proteínas?

A pesar de que pueda parecer extraño, los cereales son, tras las legumbres, la mayor fuente de proteínas de origen vegetal a nivel mundial. De hecho, el maíz, el arroz y el trigo aportan el 42 % de la proteína total a la población de países en vías de desarrollo [38]. De las tres partes del grano de cereal (**Figura 12**), el salvado es el que presenta un mayor contenido en proteínas. Este contenido varía entre 8 y 12 gramos de proteína por cada 100 gramos de cereal [37].

¿Qué calidad tiene la proteína procedente de cereales?

A pesar de la importancia nutricional de los cereales a nivel mundial, su proteína no es considerada de buena calidad. Esto se debe a que presenta un perfil de aminoácidos normalmente incompleto: son pobres en aminoácidos como la treonina, el triptófano y sobre todo la lisina. Sin embargo, los cereales presentan elevadas cantidades de aminoácidos como la metionina y la cisteína [37]. Este perfil de aminoácidos es complementario al de las legumbres (ricas en lisina y pobres en metionina y cisteína). Por ello, es interesante combinar las legumbres con los cereales para completar la proteína de ambos alimentos, como se ha comentado anteriormente en el apartado de «Legumbres».

El trigo, el maíz y el arroz como fuentes de proteína de origen vegetal

El **trigo** es el cereal más cultivado del mundo. Su contenido en proteína varía entre el 8 y el 20 %, siendo un 10-15 % albúmina/globulina y un 80-90 % gluten. La proteína del trigo es rica en aminoácidos como la glutamina y la prolina, y pobre en lisina [39,40].

Las **proteínas que conforman el gluten** están unidas entre sí de una forma particular, siendo ésta la responsable de las propiedades viscoelásticas de los productos elaborados con el trigo (pan, bollería, pasta…). Dada la naturaleza proteica del gluten, éste se ha utilizado para la elaboración de alimentos ricos en proteína de origen vegetal, como el **seitán** (24 g de proteína por cada 100 g de producto) [10].

Es importante mencionar que el gluten puede provocar reacciones adversas en personas con intolerancia al gluten o con celiaquía. Aunque el gluten es la fracción proteica mayoritaria del trigo, este grupo de proteínas también está presente en otros cereales como la cebada o el centeno, recibiendo un nombre específico en cada caso [40].

En cuanto al **maíz**, su contenido en proteínas varía entre el 8 y el 12 % de su composición [41]. La mayor parte de la proteína del maíz se denomina zeína (prolamina) y presenta un bajo contenido en lisina y triptófano. Además, aunque la digestibilidad de la proteína del maíz es del 78 %, su utilización total es del 37 % [42].

Por último, el **arroz** es un alimento disponible en distintas variedades. El arroz integral presenta un contenido en proteínas ligeramente superior al del arroz blanco (7,1-8,3 g proteína/100 g de arroz integral *vs.* 6,3-7,1 g proteína/100 g de arroz blanco). En cuanto a su contenido en aminoácidos, mientras que el arroz presenta elevadas cantidades de glutamina, prolina, leucina y alanina, su contenido en lisina, treonina, triptófano, histidina y metionina es bajo. Además, es importante destacar que el salvado del arroz (que se vende como fracción separada en diversos establecimientos), presenta entre 11,3 y un 14,9 g de proteína por cada 100 g en crudo de producto [43].

¿Y la avena? Me suena haber escuchado que es proteica…

La **avena** es un cereal de interés nutricional por su riqueza en compuestos bioactivos como β-glucanos, avenantramidas (antioxidantes), compuestos fenólicos y flavonoides, además de su contenido en proteínas, que ronda entre un 9 y un 20 % [41]. A diferencia de otros cereales, la avena presenta elevadas cantidades de lisina, pero es limitante en metionina [44].

¿Qué son los pseudocereales? ¿Tienen más proteína que los cereales tradicionales?

La quinoa, el trigo sarraceno o el amaranto. Son pseudocereales; un grupo de plantas que producen semillas con una composición de aminoácidos distinta a la de los cereales y, en general, con un mayor contenido en proteínas. Mientras que el trigo común tiene 11,7 % de proteína, el **amaranto** tiene entre un 13-17 %, el **trigo sarraceno** presenta un 12-19 % y la **quinoa** entre un 12-15 % [45].

La quinoa como alternativa «más proteica» que el arroz

Si el objetivo de una dieta es aumentar el consumo de proteína de fuentes dietéticas de origen vegetal, una estrategia efectiva sería sustituir el arroz por quinoa. La **quinoa** presenta una proteína de alta calidad, además de otros nutrientes como la fibra, ácidos grasos insaturados, vitaminas y minerales. La proteína de la quinoa presenta elevadas cantidades de lisina, histidina y metionina (normalmente deficitarios en los cereales), y se digiere con facilidad. Además, carece de gluten, lo que la hace especialmente interesante para todas aquellas personas intolerantes o alérgicas a esta proteína.

El trigo sarraceno como alternativa sin gluten

El **trigo sarraceno** se caracteriza por su contenido en fibra, vitaminas como la B_2 y B_3, algunos minerales como el magnesio y por su aporte proteico, que puede llegar a suponer hasta un 18 % de su composición [46]. En cuanto a su perfil de aminoácidos, destaca su contenido en ácido glutámico, arginina, ácido aspártico, glicina y lisina (este último limitante en cereales). Los aminoácidos que se encuentran en menor cantidad son la fenilalanina, treonina y tirosina, siendo la cisteína la más limitante [47]. A pesar de que la digestibilidad de la proteína del trigo sarraceno es mayor que la de algunos otros cereales, ésta se ve dificultada por la presencia de antinutrientes como inhibidores de proteasas, taninos, ácido fítico y saponinas.

Entonces, ¿merece la pena el consumo del trigo sarraceno?
¿Qué se puede hacer para disminuir los antinutrientes?

Existen diversos métodos para poder disminuir la cantidad de antinutrientes presentes en el trigo sarraceno:

- **Germinación**. La germinación de las semillas de trigo sarraceno disminuye el contenido de ácido fítico y de inhibidores de tripsina. Además, 72 horas de germinación pueden aumentar hasta un 7 % el contenido en proteína del trigo sarraceno [48].

Durante la germinación, se dan diversos cambios a nivel químico y metabólico en las semillas. Dado que en este proceso se necesita energía, se activan enzimas que descomponen el almidón y otras moléculas esenciales para el crecimiento de la planta, dando lugar a proteínas, entre otros compuestos. Además, hay una mayor síntesis de proteínas, ya que son necesarias para el propio crecimiento de la planta y sus tejidos. Esta mayor síntesis viene acompañada de un aumento en la disponibilidad de aminoácidos esenciales.

- **Fermentación**. La fermentación es un proceso que implica la presencia de microorganismos, que consumen los carbohidratos del cereal como fuente de energía y se multiplican. El aumento de la masa de microorganismos (que contienen proteínas en su estructura) incrementa el contenido total de proteína del producto de cereal fermentado. Además, durante la fermentación se eliminan los antinutrientes (fitatos e inhibidores de tripsina). Por otro lado, aunque todavía no se ha demostrado con certeza, es posible que la actividad enzimática microbiana altere la estructura de las proteínas, o directamente provoque una predigestión de las mismas, mejorando así su digestibilidad [46].

El trigo sarraceno normalmente se consume cocinado, principalmente hervido u horneado (en forma de harina o grano entero molido). En un estudio se analizaron diferentes tiempos de horneado de la semilla a la misma temperatura y se vio que el contenido de la proteína total de la semilla disminuye a medida que el tiempo de horneado aumenta. Además, también se observó que el contenido en lisina y triptófano, así como el poder antioxidante, disminuyen [49].

Las semillas como fuente dietética de proteína

En los últimos años, las **semillas** han cobrado gran importancia tanto en la ciencia como en la gastronomía. Las semillas son conocidas por su elevado valor nutricional y por los beneficios que tienen sobre la salud, ya que son ricas en proteínas, ácidos grasos omega-3, vitaminas y minerales, entre otros [50].

Pero, ¿tienen todas las semillas las mismas características nutricionales?

Como se puede observar en la **Figura 13**, la cantidad de proteína presente en las semillas varía entre un 16,7 % (semillas de chía) y un 30,2 % (semillas de calabaza).

En general, de cada tipo de semilla existen distintas variedades, entre las cuales el contenido de proteína difiere ligeramente. Sin embargo, los factores que más influyen en dicho contenido son la zona y las condiciones de cultivo [51].

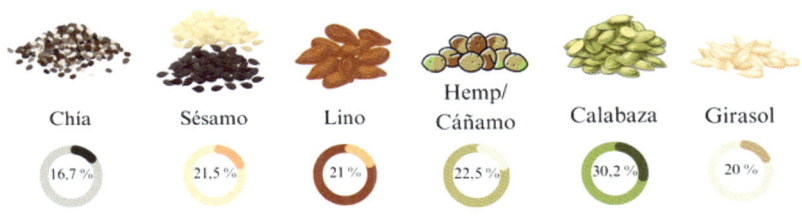

Figura 13

Porcentaje medio de contenido en proteína de las semillas de chía, sésamo, lino, cáñamo, calabaza y girasol

A pesar de ser alimentos altamente nutritivos, las semillas no se consideran una fuente de proteínas de alto valor biológico. Esto se debe a que, a pesar de presentar todos los aminoácidos esenciales, las cantidades de aminoácidos no llegan a cubrir los requerimientos. En general, el aminoácido más limitante en las semillas es la lisina.

¿Cuál es la mejor forma de introducir semillas en la dieta?

Para aprovechar al máximo los nutrientes presentes en las semillas es fundamental triturarlas, preferiblemente justo antes de consumirlas, o hidratarlas, para mejorar la accesibilidad y digestión de nutrientes esenciales como los ácidos grasos omega-3 y minerales. Además, la hidratación de las semillas (con agua, bebida vegetal, leche o yogur) permite la creación de una capa gelatinosa alrededor de las mismas que, además de mejorar las digestiones, puede aprovecharse por su textura para la elaboración de pudding o mermeladas. En su forma triturada, pueden añadirse en ensaladas, yogures (a modo de *topping*) o cremas de verduras.

Los frutos secos como fuente dietética de proteína

Los **frutos secos** más consumidos son las almendras, las nueces de Brasil, las nueces pecanas, las nueces de nogal o nueces, las nueces de macadamia, las avellanas, los anacardos, los pistachos y los piñones.

Se componen principalmente de dos partes: una cáscara dura y una semilla comestible. Desde el punto de vista nutricional, son fuente de grasas (mayoritariamente insaturadas), fibra y proteína. Además, presentan micronutrientes como la vitamina B_9, vitamina B_3, vitamina B_6, vitamina E y minerales tales como el magnesio, el cobre, el zinc, el selenio, el fósforo y el potasio. Su consumo es habitual en patrones alimentarios como la Dieta Mediterránea, y su ingesta se asocia con un menor riesgo de sufrir enfermedades cardiovasculares y ciertos tipos de cánceres [52,53].

¿Cuánta proteína tienen los frutos secos?

Los frutos secos son una fuente notable de proteínas vegetales, proporcionando entre 8 y 26 gramos de proteína por cada 100 gramos, dependiendo del tipo de fruto seco (**Figura 14**). Sin embargo, es importante destacar que el perfil de aminoácidos de los frutos secos no es completo, ya que suelen ser deficientes en ciertos aminoácidos esenciales, como la lisina. Esto significa que, aunque puedan contribuir significativamente a la ingesta proteica, no contienen todos los aminoácidos esenciales en las proporciones necesarias. Por ello, es recomendable combinar los frutos secos con otras fuentes proteicas, como legumbres, cereales integrales o productos lácteos (en el caso de que se consuman proteínas de origen animal) para completar su aporte de aminoácidos esenciales.

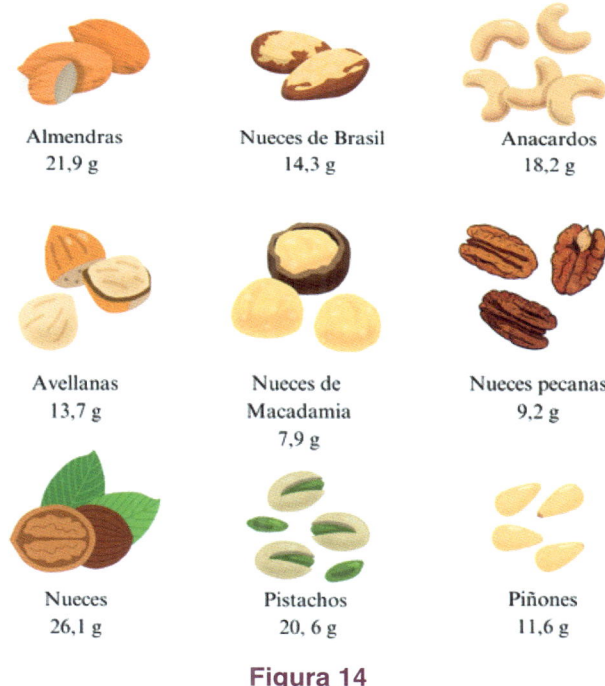

Figura 14

Contenido en proteína de los frutos secos
(g proteína/100 g producto en crudo) [54]

¿Cómo afecta el tostado de los frutos secos a su contenido en proteína?

El **tostado** de los frutos secos no cambia significativamente el contenido total de proteínas, aunque puede alterar la estructura de las mismas, así como la biodisponibilidad de ciertos aminoácidos. Las variaciones en el perfil proteico debido al tostado son generalmente menores y no afectan sustancialmente al valor nutricional general de los frutos secos. Sin embargo, se debe tener en cuenta que los frutos secos tostados que se comercializan suelen llevar añadidos otros ingredientes como aceites vegetales refinados, sal e, incluso, en algunos casos, azúcares. Por ello, es necesario revisar la lista de ingredientes para seleccionar siempre el producto de mayor interés nutricional.

2.3. Fuentes dietéticas alternativas de proteína

Además de todas las fuentes dietéticas convencionales, existe un creciente interés, tanto por parte de la población general como por parte de la industria alimentaria, por otras fuentes de proteína más innovadoras. Esto se debe, principalmente, a que la proteína es el macronutriente de la dieta que más cuesta producir y que implica un mayor gasto de recursos. Si a esto le sumamos que cada vez viven más personas en el planeta, mientras que los recursos disponibles son los mismos (o en algunos casos incluso menos), está claro que buscar **fuentes alternativas o novedosas** de proteína es más una necesidad que una moda o tendencia. En este apartado, podrás aprender cuáles son estas opciones, así como sus ventajas y/o inconvenientes frente a los alimentos tradicionales.

2.3.1. Invertebrados

Hoy en día existe un creciente interés por potenciar el consumo de algunos invertebrados como los gusanos y los insectos (escarabajos, orugas, abejas, avispas, hormigas, saltamontes, langostas, grillos, cigarras, cochinillas, termitas, libélulas, etc.), debiéndose tanto a su alto contenido proteico como al menor impacto ecológico que su consumo podría conllevar en comparación con el consumo de mamíferos y peces como fuentes de proteína. Esto se debe a que, en general, requieren menos agua, y a que se emiten menos gases de efecto invernadero durante su crecimiento y procesamiento [55].

Tabla 6

Insectos cuyo consumo y comercialización están aprobados en la Unión Europea

Insecto	Forma de consumo aprobada
Larvas del gusano de la harina (*Tenebrio molitor*)	Congeladas, desecadas y en polvo
Langosta migratoria (*Locusta migratoria*)	Congeladas, desecadas y en polvo
Grillo doméstico (*Acheta domesticus*)	Congelado, desecado, en polvo y en polvo parcialmente desgrasado
Larvas de escarabajo del estiércol (*Alphitobius diaperionus*)	Congeladas, en pasta, desecadas y en polvo

Los insectos han sido tradicionalmente consumidos en diversas regiones del mundo, especialmente en algunas zonas de Asia, África y América Latina. En la Unión Europea, el consumo de algunos de estos animales ya está aprobado [56]. Más concretamente, a fecha de octubre de 2023, se aprobó el consumo humano y la comercialización de cuatro insectos que pueden consumirse/comercializarse de diversas formas (enteros, en polvo, etc.) (**Tabla 6**). Además, cabe señalar que son varias las solicitudes de aprobación de insectos para consumo humano que están pendientes de ser evaluadas (se evalúa principalmente su seguridad). Por lo tanto, es probable que próximamente la lista de insectos que pueden ser consumidos y comercializados se amplíe.

¿Por qué se tiene que evaluar su seguridad antes de aprobar su consumo?

Pues bien, uno de los problemas que puede derivar del consumo de invertebrados, como los insectos, es que **contienen microorganismos** (virus, bacterias, etc.) potencialmente perjudiciales para la salud de los consumidores y que, por tanto, pueden generar una enfermedad. En este sentido, el cocinado de estos invertebrados a temperaturas elevadas (cocción, fritura o tostado) puede ayudar a eliminar estos microorganismos (pero no las posibles esporas que pueda haber) y hacer que su consumo sea más seguro [57]. Además, tal y como ocurre en la cría de otros animales, las instalaciones deben cumplir con una serie de requisitos para reducir o evitar la contaminación con microorganismos potencialmente peligrosos.

Otro problema reside en que su consumo puede dar lugar a **reacciones alérgicas**. En este caso, el tratamiento térmico (temperatura) podría disminuir (no eliminar completamente) el riesgo de producir estas reacciones [57]. No obstante, es un aspecto aún poco estudiado y del que en los próximos años habrá más información.

Los insectos tienen un elevado valor nutricional

Según la FAO, en general, los insectos que son consumidos son **ricos en proteína** (entre un 25 % y un 75 % del peso seco aproximadamente), en fibra, en algunos ácidos grasos, así como en algunos minerales. No obstante, aún existe poca información sobre en qué medida el organismo humano es capaz de utilizar adecuadamente los nutrientes procedentes de los insectos. Además, la composición nutricional entre los distintos insectos es diversa y, según distintos factores como la alimentación de los mismos, en qué etapa de desarrollo (ciclo evolutivo) se consuman (estado larvario, etc.) o los factores ambientales, entre otros, su composición puede variar considerablemente [58].

En lo que respecta a la digestibilidad, la proteína de los insectos ha sido poco estudiada y sobre todo ha sido generalmente estudiada a nivel de laboratorio (*in vitro*) [59]. No obstante, los resultados de los estudios actuales sugieren que su digestibilidad es muy variable debido al exoesqueleto (rico en quitina) que presentan. De hecho, sin el exoesqueleto la digestibilidad aumenta notoriamente (del 77 al 98 %) [60].

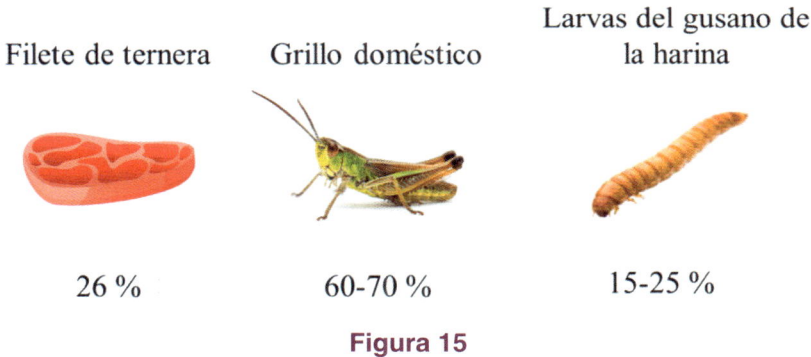

Filete de ternera	Grillo doméstico	Larvas del gusano de la harina
26 %	60-70 %	15-25 %

Figura 15

Contenido de proteína (%) de dos de los insectos cuyo consumo está aprobado (grillo doméstico y larvas del gusano de la harina) en comparación con la proteína presente en un filete de ternera

Como se puede ver en la **Figura 15**, el grillo doméstico es uno de los insectos con mayor contenido proteico (60-70 % de proteína en extracto seco). Además, contiene todos los aminoácidos esenciales [59]. En el caso de las larvas del gusano de la harina, mientras que su contenido en proteína varía entre el 15-25 % en el insecto sin deshidratarse, cuando este es deshidratado, dicho contenido aumenta hasta un 40-55 %. Su proteína contiene numerosos aminoácidos, algunos de ellos esenciales como la histidina, leucina, isoleucina, lisina, treonina y valina [61,62]. La langosta migratoria contiene entre un 50-65 % de proteína en 100 gramos de materia seca. Es rica en los aminoácidos fenilalanina y tirosina [62,63]. Finalmente, las larvas de escarabajo del estiércol contienen aproximadamente un 50 % de proteína en 100 gramos de materia seca [64].

2.3.2. Carne cultivada

La carne cultivada, carne de laboratorio o carne *in vitro,* es aquella producida en un laboratorio a partir de células animales, es decir, no se trata de carne vegetal (legumbres, verduras, etc.), ni de ninguna imitación, ya que es de origen animal. Sin embargo, a lo que se hace referencia como «carne cultivada» no tiene denominación oficial, dado que su consumo aún no está autorizado en la Unión Europea, por lo que habrá que esperar unos años para conocer la mejor forma de referirnos a ella. De hecho, en la actualidad, son muy pocos los lugares del mundo en los que su consumo está permitido. El primer país que legalizó su comercialización fue Singapur (Asia) y lo hizo a finales de 2020. Posteriormente, a finales de 2022 fue autorizada su venta en Estados Unidos y en la actualidad son varios los países que están estudiando su comercialización, entre ellos algunos países europeos.

Como se puede ver en la **Figura 16**, existen numerosos motivos por los que hoy en día hay un incremento en la financiación e investigación en el uso de células animales para la producción de este tipo de carne. Entre los objetivos que se propone con la producción de carne a nivel de laboratorio están evitar o reducir el sacrificio de animales para consumo humano, reducir el número de enfermedades que pueden pasar de los animales a los humanos (zoonosis) ya que se podría evitar el hacinamiento de animales en espacios reducidos, reducir el uso de antibióticos que pueden generar resistencias y reducir el consumo de recursos naturales que supone la cría de animales para consumo entre otros [65].

3-70 % en peso seco

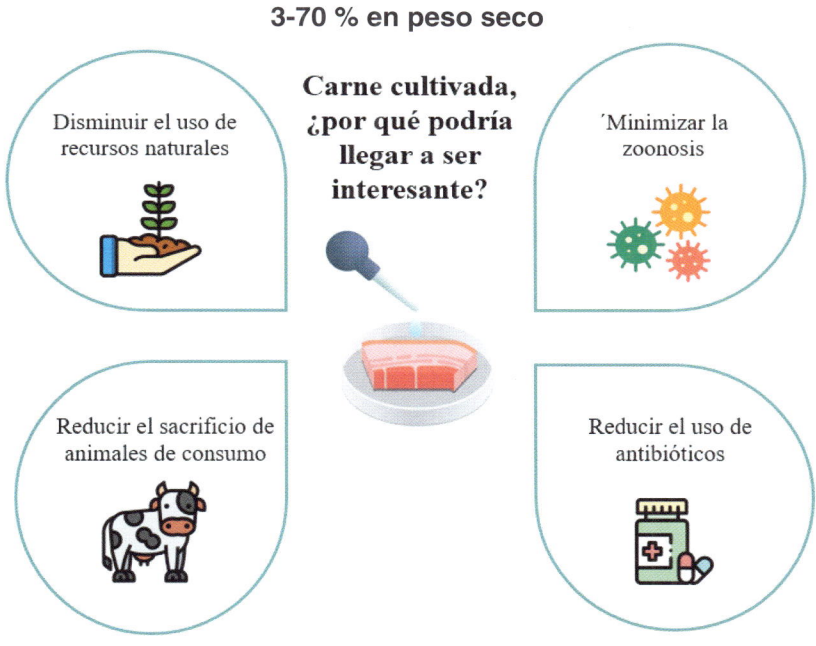

Figura 16

Motivos por los que está aumentando la financiación e investigación para el desarrollo de productos cárnicos elaborados en laboratorios

Pero, ¿cómo es el proceso de producción de la carne cultivada?

Explicado de forma sencilla, el proceso de obtención de carne cultivada sería el que se muestra en la **Figura 17**. En primer lugar, se obtiene una sección de tejido de un animal a través de una biopsia. Al realizar este procedimiento, el animal en principio no

59

sufre y puede continuar con vida sin consecuencias que le limiten. Posteriormente y, ya en el laboratorio, se aíslan células madre del tejido obtenido que pueden dar lugar a células musculares (miocitos). Los miocitos se dividen, formando nuevos miocitos y aumentando el número total de células para ser posteriormente congeladas, de tal forma que se pueda hacer uso de las mismas cuando se requiera y sin necesidad de realizar una nueva biopsia. Estas células aisladas se cultivan en el laboratorio, controlando las condiciones de crecimiento (temperatura y cantidad de CO_2) y administrando todos los nutrientes que requieren para formar nuevas células musculares. Es decir, se simulan parcialmente las condiciones en las que se desarrollarían estas células en el cuerpo del animal. Finalmente, se recogen para ser consumidas en forma de lo que se conoce como «carne cultivada». Esta nueva carne se puede combinar con otras células, por ejemplo, a través de cultivos de células grasas (adipocitos) de tal modo que se consigan unas características organolépticas más similares a las que posee la carne obtenida mediante el sacrificio del animal [66].

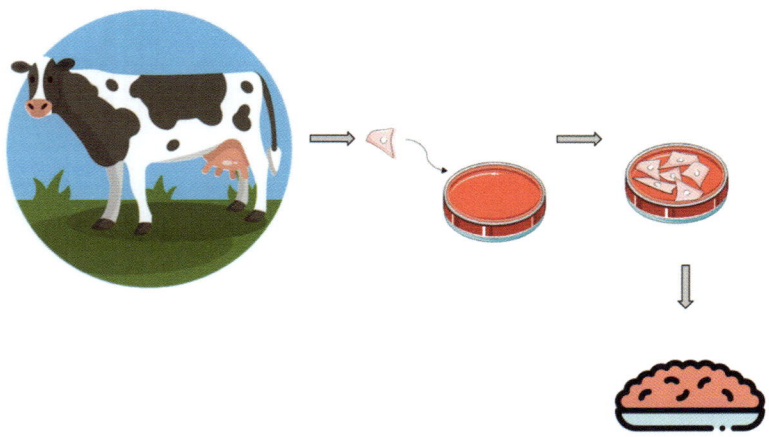

Figura 17
Proceso de obtención de carne cultivada

La información sobre el **contenido de proteínas**, la composición de aminoácidos y la digestibilidad de las proteínas de la carne cultivada, y los factores que afectan estos aspectos, es aún limitada [67]. No obstante, esto dependerá, entre otros factores, de la especie animal de la que derivan las células empleadas para la producción de la carne y con qué se mezcle (células grasas, colágeno u otros componentes). Se podría obtener carne cultivada a partir de cualquier animal, aunque es más habitual obtenerlo a partir de vacuno, y en menor medida a partir de cerdo, pollo o pescado. Además, dependiendo del tipo y cantidad de células que se utilicen en la elaboración de este tipo de producto, su composición puede variar. Por ejemplo, si se emplea una mayor cantidad de células grasas (adipocitos) con el objetivo de mejorar las propiedades organolépticas del producto, el contenido en grasa total aumentará.

¿Cuáles son los problemas a los que se enfrenta el sector de la carne cultivada?

Una de las principales barreras que debe pasar esta carne, una vez se autorice su producción y comercialización, será la aceptación por parte del consumidor, puesto que podría haber rechazo por cuestiones como el miedo a la seguridad alimentaria. No obstante, cada vez hay más información disponible, por lo que es probable que su consumo se acepte por un porcentaje mayor de la población de lo esperado. Además, este sector se enfrenta a múltiples retos entre los que caben destacar los siguientes:

— Su **alto coste económico** lo hace (aún) no apto para todos los bolsillos. De hecho, se emplea como alimento en restaurantes de lujo de los países en los que su venta ha sido autorizada. Este alto coste se debe principalmente a los gastos derivados de su producción.

— Su **producción a gran escala**, lo que por un lado permitiría abaratar costes y por otro lado permitiría obtener cantidades mayores de carne para que pudiera satisfacer las demandas de más consumidores.
— Evitar la **contaminación** de los cultivos celulares sin emplear antibióticos.
— **Reducir** al máximo posible el **uso de componentes procedentes de animales**. Por ejemplo, en los cultivos se suele emplear suero bovino fetal (FBS, del inglés *fetal bovine serum*) por su alto contenido en nutrientes y otros componentes que favorecen el crecimiento de las células. En la actualidad se están buscando alternativas al FBS que parece que podrían tener éxito.
— **Reducir** el empleo de **material plástico** de un solo uso en los cultivos, de tal forma que se abaraten costes y que el proceso sea más sostenible.
— Conseguir que tenga el **mismo aspecto y sabor que la carne convencional** y que aporte los mismos nutrientes, especialmente aquellos que son de gran interés como el hierro.

Finalmente, cabe mencionar que su aportación en cuanto a la disminución del impacto ambiental que supone el consumo de carne convencional no está clara, ya que hay estudios que van en los dos sentidos. Parece que, en la actualidad, a la escala (cantidad) que se produce, el impacto ambiental de la producción de carne en el laboratorio es incluso mayor que la producción de la carne de vacuno, siendo ésta una de las que mayor huella medioambiental tiene [68]. Por tanto, las empresas productoras tendrán que buscar el modo de reducir el consumo de recursos y aumentar la producción de carne para disminuir su impacto ambiental. Además, esto permitirá también abaratar costes.

2.3.3. Hongos

¿Sabías que no todos los hongos producen setas? Las setas son la parte visible de algunos hongos, pero no todos son capaces de generar estos cuerpos fructíferos que tanto gustan. De hecho, dentro del grupo de los hongos también se incluyen los mohos y las levaduras [69]. Además de tener una gran importancia medioambiental y económica (por ejemplo, gracias a las levaduras se obtienen productos como el pan o la cerveza), los hongos también se utilizan como fuente alimentaria de proteínas. Una de las proteínas alimentarias que procede de los hongos es la **micoproteína**. La primera marca registrada que sacó al mercado productos elaborados a partir de micoproteína fue Quorn™, en 1985 (su patente expiró en 2010).

Pero... ¿cómo se obtiene la micoproteína?

Como se puede ver en la **Figura 18**, la micoproteína se obtiene a partir de un organismo llamado *Fusarium venenatum* mediante un proceso de fermentación en el que el hongo crece en un ambiente con oxígeno (aerobio) y nutrientes. Tras un aumento de la temperatura (para reducir los ácidos ribonucleicos o ARNs, dado que hay unos niveles máximos permitidos) el caldo de cultivo se centrifuga. Así, se recuperan los filamentos del hongo (hifas) suspendidos en un líquido en el que se encuentra la micoproteína. Finalmente, y tras distintos procesos industriales (cocción, enfriamiento y congelación), se consigue un producto con unas cualidades organolépticas muy similares a las de la carne [70].

Algunos estudios han realizado una comparativa en cuanto al impacto medioambiental de distintas fuentes alimentarias de proteína. Se ha visto que los alimentos proteicos cultivados (como la micoproteína) tienen un impacto mucho menor que el de aquellos procedentes de animales [71]. De hecho, un artículo reciente ha demostrado que si se sustituye el 20 % del consumo *per cápita* de carne de rumiante (vacuno) por proteínas derivadas de fermentación microbiana, para 2050 se reduciría a la mitad la deforestación y las emisiones de carbono anuales [71].

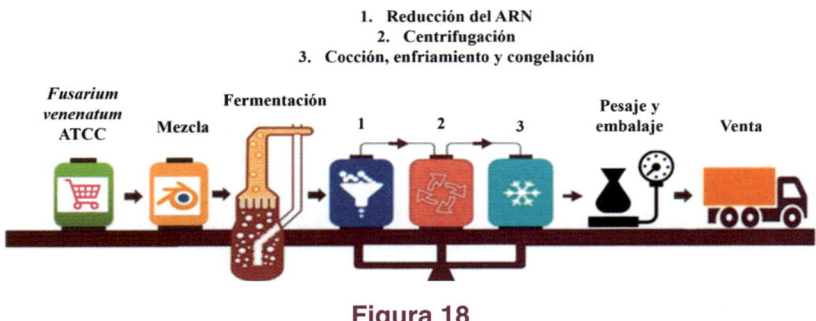

Figura 18

Proceso de producción de la micoproteína

Ya, pero seguro que no tienen suficiente proteína...

Desde el punto de vista nutricional, los productos elaborados con micoproteína superan en cantidad (g) de proteína a muchas otras fuentes dietéticas vegetales. Por ejemplo, estos productos contienen unos 11 gramos de proteína/100 gramos de producto, frente a los 8,1 gramos de proteína presentes en 100 gramos de tofu [70]. La micoproteína es una **proteína completa**, dado que proporciona los 9 aminoácidos esenciales (constituyen el 41 % del porcentaje total de proteína), en cantidades suficientes [72].

Aparte de la micoproteína, las **levaduras** (que, como se ha mencionado anteriormente, pertenecen al grupo de los hongos) también pueden utilizarse como fuente de proteína alimentaria. Normalmente, se encuentran en el mercado en forma de polvo, copos, cápsulas o en forma líquida [73]. Por ejemplo, la levadura nutricional (*Saccharomyces cerevisiae*) se comercializa en forma de copos y suele utilizarse en elaboraciones culinarias para sustituir el sabor lácteo del queso.

2.3.4. Algas (macroalgas y microalgas)

Las algas no solo han acaparado la atención de la ciencia sino también de la gastronomía, la industria farmacéutica, nutracéutica, cosmética y textil. Además de las anteriores, las industrias productoras de bio-fertilizantes o bio-estimulantes (sustancias que promueven el crecimiento y desarrollo de las plantas, además de mejorar su metabolismo), bio-embalaje y bio-combustible también se están beneficiando de sus propiedades. Estudios recientes sugieren que el consumo de algas podría aportar beneficios a la salud gracias a su efecto a nivel intestinal, además de reducir el riesgo de padecer obesidad y diabetes [74]. Aunque existen diferentes clasificaciones para las algas (según el criterio utilizado), la más común es la representada en la **Figura 19**.

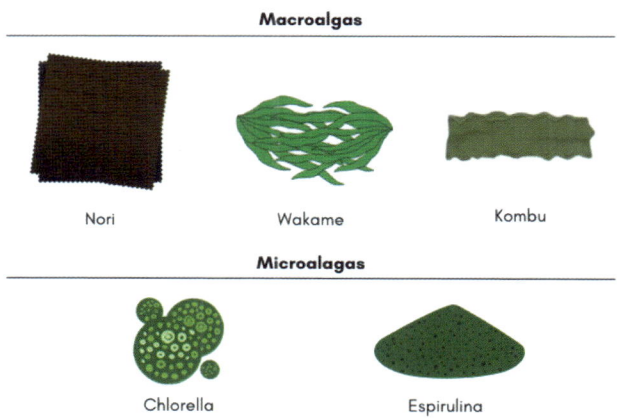

Figura 19

Clasificación de algunas macroalgas y microalgas de consumo

— **Microalgas**. Al utilizar este término, en realidad se hace referencia al fitoplancton, que incluye tanto las microalgas (como chlorella) como cianobacterias (como la espirulina).

— **Macroalgas**. Son organismos de mayor tamaño y pluricelulares, a los que comúnmente conocemos como algas.

En cuando a su contenido en proteínas en peso seco, las microalgas suelen presentar un mayor porcentaje en comparación con las macroalgas, oscilando su contenido entre un 3 y un 36 %. Sin embargo, hay especies (*Arthospira platensis*) que presentan hasta un 70 % de proteína [75]. Además, su perfil de aminoácidos es completo.

En la **Figura 20** se pueden observar tanto las ventajas como los inconvenientes que presenta el consumo de algas como fuente dietética de proteína. Entre las ventajas tenemos, por ejemplo, la falta de necesidad de terreno cultivable. Mientras que, entre los inconvenientes, cabe destacar que el contenido en proteína es variable y depende de factores externos como, por ejemplo, las condiciones de cultivo o las condiciones climáticas.

Ventajas	Inconvenientes
Alto contenido en proteínas Microalgas — 3-70 % en peso seco Macroalgas — 10-47 % en peso seco	**El contenido en proteínas depende de factores externos**
Perfil de aminoácidos completo	**Baja digestibilidad por su alto contenido en fibra**
No requieren terreno cultivable	**Necesidad de control del contenido de metales pesados (macroalgas)**
No requieren fertilizantes artificiales	
Presentan una alta productividad	
Alto contenido en yodo (macroalgas)	

Figura 20

Ventajas e inconvenientes de la utilización de micro y macroalgas como fuente dietética de proteínas

El consumo de algas en los países occidentales va aumentando conforme pasan los años, pudiendo ser incorporadas en la dieta como ingrediente funcional, como alimento, o como suplemento. El alto contenido proteico y el perfil de aminoácidos de las algas hacen de ellas un alimento prometedor para un futuro. Como se muestra en la **Figura 20**, aunque las algas pueden ser alimentos interesantes para la salud humana por su aporte de diferentes vitaminas, minerales, proteína y compuestos bioactivos, también hay que tener en cuenta que aquellas cultivadas en el mar pueden contener metales pesados como el mercurio, arsénico, cadmio y plomo. Con respecto a las macroalgas, según el Panel CONTAM, parece que los niveles de mercurio y plomo encontrados en la mayoría de las algas son seguros para el consumo humano, pero se debe tener cuidado con el arsénico y el cadmio, ya que su consumo elevado se ha relacionado con efectos adversos y con el desarrollo de distintos tipos de cáncer [76]. En general, se debe tener cuidado con la frecuencia de consumo de alimentos que contengan metales pesados, ya que éstos se acumulan en el organismo, pudiendo causar enfermedades graves [77]. En cuanto a las microalgas, no parecen superar los límites legales de metales pesados.

3

Complementos de proteína

Los complementos dietéticos de proteína son productos nutricionales que ayudan a aumentar o completar la ingesta de proteínas de la dieta. Habitualmente, estos productos se presentan en forma de polvo y se reconstituyen con agua, bebida vegetal o leche para ser consumidos en forma líquida (por ejemplo, a modo de batido). Estos complementos aportan al menos 20 g de proteína por cada 100 g de producto, y es una forma de consumir proteína de forma más concentrada, disminuyendo el aporte de hidratos de carbono y grasa que habitualmente va ligado al consumo de alimentos proteicos.

¿Qué tipos de complementos hay?

Existen diferentes formas de clasificar los complementos de proteína. Una de ellas es según la fuente proteica del producto, que puede ser de **origen animal** (por ejemplo, leche o ternera) o de **origen vegetal** (por ejemplo, soja, guisante, arroz o cáñamo). Además, estos complementos, independientemente de si son de origen animal o vegetal, pueden clasificarse según su grado de procesamiento, como **concentrados**, **aislados** e **hidrolizados**.

A medida que aumenta el grado de procesamiento de los complementos proteicos (los concentrados son los menos procesados, seguido de los aislados y, por último, los hidrolizados), aumenta la rapidez de absorción de la proteína. Sin embargo, esto no implica la obtención de mejores resultados a la hora de crear masa muscular [78]. Además, es importante tener en cuenta que el precio de los complementos aumenta considerablemente en los complementos más procesados.

Originalmente los complementos de proteína no tenían sabor, pero hoy en día se puede encontrar en el mercado una amplia gama de sabores. Los más habituales son los de chocolate, fresa, caramelo, vainilla o plátano. Estos sabores se consiguen mediante la adición de edulcorantes y aromas. Sin embargo, también se comercializan suplementos sin sabor que son llamados «neutros».

3.1. Complementos de proteína de origen animal

3.1.1. Origen: leche

La leche entera de vaca tiene 3,1 g de proteína por 100 g de producto y las dos principales proteínas presentes en la leche son la **caseína** (corresponde al 80 % de la proteína total de la leche entera) y la **proteína de suero de leche** (el 20 % restante de la proteína total de la leche entera). A partir de esta última fracción se obtiene el complemento de proteínas de suero de leche (también conocido popularmente como «*whey protein*» por su nomenclatura en inglés).

Tanto la caseína como la proteína de suero de leche son consideradas proteínas de alto valor biológico o de elevada calidad debido a su alto contenido en aminoácidos esenciales. Ambas proteínas tienen una mayor cantidad de aminoácidos esenciales que las proteínas de origen vegetal [79].

¿Cuándo se recomienda tomar caseína?

La caseína es una proteína de digestión lenta, que genera un incremento de la concentración de aminoácidos en sangre moderado, pero más prolongado en el tiempo. Por ello, podría ser interesante consumirla antes de un periodo prolongado de sueño o de ayuno, ya que proporciona precursores que apoyan la síntesis de proteínas musculares [80]. De hecho, es habitual consumir el complemento de caseína antes de dormir y, basándose en varios estudios, la Sociedad Internacional de Nutrición Deportiva (ISSN) respalda que la ingesta de 30-40 g de complemento de caseína (lo que equivale a 23-30 g de proteína) 30 minutos antes de dormir aumenta la síntesis de proteína muscular [81].

Como se puede ver en la **Figura 21A,** durante el sueño, ocurre una ligera degradación muscular debido a que durante esas horas no hay ningún tipo de aporte proteico. En cambio, si se consume la cantidad adecuada de caseína antes de dormir, durante las horas de sueño se evita la degradación muscular, favoreciendo la síntesis de proteína muscular (**Figura 21B**).

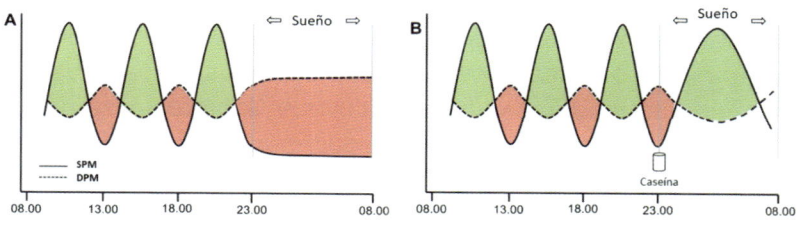

Figura 21

Representación del proceso de síntesis (SPM) y degradación de proteína muscular (DPM) durante el día, sin ingesta de caseína (A) y con ingesta de caseína (B) [80]

¿Qué diferencias hay entre las variedades de proteína de suero de leche que podemos encontrar en el mercado?

Los complementos de proteína de suero de leche se pueden encontrar en tres formas (concentrado, aislado e hidrolizado), según su nivel de procesamiento.

Para elaborar el **concentrado** (menos procesado) hay que realizar un proceso de varios pasos (**Figura 22**). Primero, se obtiene la leche de vaca que contiene aproximadamente 3,5 % de proteína, 4 % de grasa y 4,5 % de lactosa, y se conserva en temperatura de refrigeración (4 °C). Después, se realiza la pasteurización, que es un proceso para eliminar las posibles bacterias dañinas que se encuentran en el producto. Como se ha mencionado anteriormente, la leche contiene un 20 % de suero de leche y un 80 % de caseína. Mediante un tratamiento enzimático, se separa la fracción del suero de la leche (parte líquida) y la caseína (parte sólida). La parte sólida, es decir, la caseína, se utiliza para la elaboración de quesos, mientras que la parte líquida, que contiene las proteínas del suero de la leche, grasa e hidratos de carbono, se utiliza para preparar los concentrados de proteína. Este líquido se filtra mediante la aplicación de presión y recibe un tratamiento específico para eliminar parte de la grasa y de los hidratos de carbono (lactosa). Después se seca usando temperaturas moderadas para evitar que la proteína se desnaturalice y, así, conserve sus propiedades funcionales. Si el concentrado de proteína no es neutro y tiene sabor, se añaden los edulcorantes y aromas correspondientes [82]. En cuanto a su contenido en proteína, éste puede oscilar entre un 55 y un 90 % en función del método de obtención. Cuanto mayor sea el contenido proteico del complemento, menor será la cantidad de grasa e hidratos de carbono del mismo.

Al hacer una filtración adicional y seguir procesando el producto proteico, se elimina una mayor cantidad de los hidratos de carbono y las trazas de grasa, obteniendo el **aislado**, que tiene

72

una mayor concentración de proteína (alrededor del 90 %). Debido a su composición más pura, su absorción es más rápida que la del concentrado [83], por lo que suele ser utilizada durante o después del entrenamiento o competición.

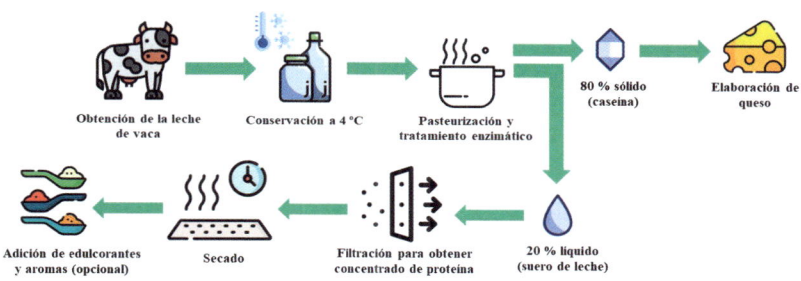

Figura 22

Proceso de elaboración del concentrado de proteína de suero de leche *(whey protein)*

Por último, está el **hidrolizado**, que se caracteriza por aumentar la rapidez de absorción de los aminoácidos, a pesar de poder tener más cantidad de grasa e hidratos de carbono que el aislado. Esto se debe a que se obtiene mediante un tratamiento especial que consiste en desplegar químicamente las proteínas, o en hidrolizar enzimáticamente los enlaces peptídicos en algunos puntos de la estructura primaria de las mismas. Las proteínas resultantes presentan cadenas más cortas y aminoácidos libres, cuya absorción es más rápida. Aunque el proceso de hidrolizado mediante químicos resulta más económico, puede implicar la pérdida de ciertos aminoácidos (por ejemplo, del triptófano y metionina) o la modificación de algunos de ellos (por ejemplo, la asparagina y la glutamina se transforman en aspartato y glutamato, respectivamente, perdiendo así sus funciones como aminoácidos). En cambio, el proceso de hidrolizado por métodos enzimáticos permite conservar el perfil de los aminoácidos debido a que no necesita condiciones de temperatura y pH tan extremas. Tras el hidrolizado, el producto debe evaporarse, pasteurizarse y secarse [84].

Soy intolerante a la lactosa, ¿podría tomar complementos de proteína de suero de leche?

Pues bien, esto depende del tipo de complemento de proteína de suero de leche que se consuma. Por ejemplo, a pesar de que para obtener el concentrado de proteínas de suero de leche se realiza una filtración que elimina parte de la lactosa, ésta no desaparece por completo del producto, por lo que el concentrado no es apto para el consumo de los intolerantes. Sin embargo, el aislado de proteína de suero de leche sí suele estar exento de lactosa y, por ello, las personas intolerantes a la lactosa sí podrían consumirlo. Esto se debe a que en el proceso de elaboración de los aislados se realiza una ultrafiltración en la que se elimina gran parte de la cantidad de hidratos de carbono (como la lactosa). De todas formas, debido a posibles variaciones en el proceso de elaboración del complemento, es importante mirar el contenido de lactosa de los productos de cada marca.

3.1.2. Origen: ternera

La proteína de ternera se considera de alto valor biológico porque contiene todos los aminoácidos esenciales y en las proporciones adecuadas. La ternera tiene un valor DIAAS (índice que determina la digestibilidad de aminoácidos) elevado, entre 97-99 %, y aunque este puede disminuir ligeramente tras su cocinado, sigue siendo alto con un valor entre 80-99 % [85]. A pesar de que la proteína de suero de leche es la más consumida entre los complementos proteicos de origen animal, la proteína de ternera ha ganado popularidad en los últimos años y se ha comprobado que su efectividad para aumentar la síntesis de proteína muscular es similar a la de la proteína de suero de leche [86].

Debido a su alto contenido en hierro de tipo hemo, se cree que los complementos basados en proteína de ternera podrían contribuir a aumentar la ingesta diaria de hierro y mejorar los parámetros relacionados en sangre. De todas formas, hasta el momento, tan solo hay un estudio que indica que la suplementación con proteína de ternera mejora la concentración de ferritina en sangre, y otro estudio que ha comprobado que aumenta el hematocrito en mujeres, en comparación con personas que no toman complementos. Por ello, son necesarios más estudios para confirmar estos potenciales beneficios [86].

3.2. Complementos de proteína de origen vegetal

3.2.1. Origen: soja

La proteína de soja se obtiene a partir de las habas de soja (*Glycine max*) mediante una serie de tratamientos entre los que se incluyen el descascarillado, el laminado y el desgrasado. En estos procesos no se aplica calor, evitando la desnaturalización de las proteínas. Esta proteína puede ser procesada por distintos métodos para obtener **tres productos comerciales** denominados harina de soja, concentrado de proteína de soja o aislado de proteína de soja. Aunque su velocidad de digestión y absorción es media, es decir, más lenta que el complemento de suero de leche pero más rápida que la caseína, pueden ayudar igualmente en la ganancia de masa muscular [87]. Dado que el aislado y el concentrado son los más consumidos a nivel de suplementación, en los siguientes párrafos se profundizará sobre ellos.

El **aislado de proteína de soja** es el complemento con mayor contenido proteico, en concreto un 90 %. Además, de los tres productos anteriormente mencionados, es el que presenta una mejor digestibilidad. Esto se debe a que, en el proceso de extracción, se eliminan las rígidas paredes celulares que caracterizan a los vegetales, además de los anti-nutrientes presentes en la soja. Sin embargo, y a pesar de tener un mayor contenido proteico, los aislados de proteína de soja requieren un procesamiento industrial extenso que puede provocar la alteración de la estructura de las proteínas. Esto puede derivar en una peor digestibilidad y, por tanto, en una reducción en el valor nutritivo de la proteína [88]. Además, el aislado de proteína de soja es rico en micronutrientes como el fósforo, y una importante fuente de isoflavonas.

El segundo producto derivado de esta legumbre es el **concentrado de proteína de soja**, que tiene un 60-70 % de contenido en proteína. Ambas opciones son una elección interesante para aquellas personas que sigan una dieta exenta de productos de origen animal y quieran incluir un complemento de proteínas, ya sea con fines deportivos o por dificultad a la hora de llegar a los requerimientos diarios de proteína. Tanto el concentrado como el aislado de proteína de soja presentan un perfil de aminoácidos esenciales adecuado (**Tabla A3**).

3.2.2. Origen: guisante

Los guisantes (*Pisum sativum L.*) han sido y son un producto de cultivo de gran importancia para el consumo humano. Aunque sea habitual encontrarlos en su forma fresca (variedad conocida en inglés como *Garden pea*), también se utilizan para la elaboración de complementos proteicos. En este caso, la variedad utilizada es el *Field pea*. Los complementos a base de proteína de guisante están ganando popularidad debido a su bajo coste y a sus beneficios para la salud, además de por no contener alérgenos [89]. En cuanto a su contenido en aminoácidos, la proteína procedente del guisante contiene elevadas cantidades de lisina, pero es deficitaria en metionina y presenta como aminoácido limitante el triptófano. Por ello resulta interesante **combinar los aislados de proteína de guisante con los de otras fuentes** como los cereales, ya que estos últimos tienen una mayor proporción de metionina y menor de lisina (los perfiles de aminoácidos se complementan).

3.2.3. Origen: arroz

El arroz (*Oryza sativa*) es otra de las fuentes alimentarias de las que se puede extraer aislado de proteína de origen vegetal. La mayor parte de su contenido en proteínas se encuentra en la cáscara. Estas proteínas son principalmente de almacenaje (albúmina, globulina y glutelina) [90]. Como se ha comentado en otros apartados, los cereales presentan un perfil de aminoácidos caracterizado por su bajo contenido en lisina. Por ello, tal y como se ha mencionado en el caso de los complementos de proteína de guisante, su introducción en una mezcla con otros aislados de proteína (principalmente aquellos procedentes de legumbres) hace que su perfil de aminoácidos sea más completo.

¿Sabías que el aislado de proteína de patata es una fuente de proteínas muy interesante?

La producción de patata (*Solanum tuberosum*) en España alcanza los 2,15 millones de toneladas al año. Este cultivo, de vital importancia por su papel principal en nuestra gastronomía, se utiliza además para la obtención de productos secundarios como el almidón y, aunque nos sorprenda, también de aislados de proteína. La **proteína aislada de patata** se obtiene a partir de su jugo, retirando la fracción almidonada. De este jugo, que tiene un 4-5 % de materia seca, el 1-1,4 % se corresponde a proteína, de la cual el 0,4-0,6 % son aminoácidos libres (principalmente glutamato, aspartato y asparagina). La proteína aislada de patata tiene 52 g de aminoácidos esenciales por cada 100 g de producto. Esta cantidad es mayor que la presente en el aislado de proteína de suero de leche (51 g/100 g de producto), e incluso que la presente en la albúmina de huevo (50 g/100 g de producto) o la proteína aislada de soja (45 g/100 g de producto) [91].

3.2.4. Origen: cáñamo

El cáñamo es una planta herbácea de gran interés en industrias como la alimentaria o la farmacéutica. Sus semillas presentan una elevada cantidad de nutrientes, siendo el 21 % correspondiente a las proteínas [92]. Sin embargo, a partir de la semilla de cáñamo se pueden obtener aislados con un contenido de proteína superior al de la semilla, llegando a ser del 90 %. Estos aislados presentan todos los aminoácidos esenciales en cantidades suficientes excepto en el caso del triptófano, que es el aminoácido limitante [92].

En la **Figura 23** se muestra el porcentaje de aminoácidos esenciales respecto al contenido de proteína total presente en aislados de origen vegetal y animal. La línea horizontal hace referencia a los requerimientos de consumo de aminoácidos para adultos [93]. Los aislados de fuentes vegetales como la soja, el arroz integral, el guisante, el maíz y la patata son los que presentan unos valores de porcentaje de aminoácidos esenciales más similares a los de las fuentes de origen animal.

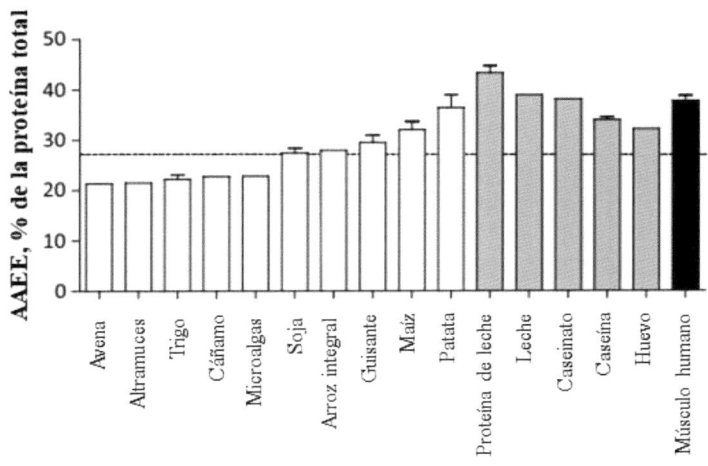

Figura 23

Porcentaje de aminoácidos esenciales (AAEE) respecto
al contenido total de proteína presente en aislados procedente
de distintas fuentes alimentarias de origen vegetal (barras blancas)
o animal (barras grises). La barra negra, corresponde a la
composición del músculo esquelético humano [94]

¿Es necesario tomar complementos de proteína?

Los factores principales que hay que tener en cuenta a la hora de considerar el uso de complementos de proteína en personas sin enfermedades son la evidencia existente sobre la utilidad de su consumo, la capacidad de cubrir los requerimientos de proteína mediante la dieta, y la calidad nutricional del producto (**Figura 24**).

El consumo de complementos de proteína no es necesario para personas sanas que pueden ingerir alimentos sin ninguna complicación. Resulta relativamente fácil cubrir los requerimientos de proteína si se sigue una dieta variada y equilibrada, a través de la ingesta de carne, pescado, huevo o legumbres, entre otros. Sin embargo, tal y como se explica más adelante, existen ciertos grupos poblacionales para los que el uso de los complementos de proteína puede ser interesante.

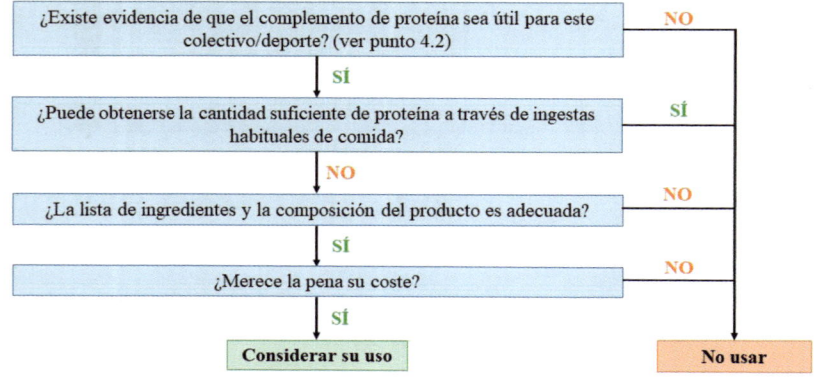

Figura 24

Esquema de decisión para considerar el uso
de complementos de proteína

¿En qué me tengo que fijar cuando compro un complemento de proteína?

Son varios los datos del etiquetado en los que nos tenemos que fijar:

— Si llevan azúcares y, si es así, en qué cantidad. Si lleva, mejor que no pase de 5 g/100 g producto.
— Si llevan edulcorantes ya que pueden ocasionar molestias gastrointestinales.
— Si se trata de proteína de origen vegetal que lleve mezcla de diferentes tipos de proteína vegetal para conseguir una proteína más completa.

— Porcentaje de proteína, es decir, si sólo tiene proteína o tiene también otros ingredientes como hidratos de carbono (almidón, etc.).

* En el caso de los deportistas, el complemento de proteína óptimo debe contener por dosis recomendada:

— Entre 8-10 g de aminoácidos esenciales.
— Aproximadamente 3 g de leucina.

3.3. Complementos de tipo aminoácidos ramificados

Los aminoácidos ramificados o aminoácidos de cadena ramificada (también conocidos como BCAA por sus siglas en inglés) hacen referencia a los aminoácidos **leucina**, **isoleucina** y **valina**. Estos aminoácidos desempeñan un papel importante en la síntesis proteica y también tienen funciones fisiológicas en el metabolismo de la glucosa y de los lípidos, así como en la salud intestinal e inmune [95]. Al ser aminoácidos esenciales, no son sintetizados por el organismo y es necesario consumirlos mediante la dieta.

- La **leucina** se encuentra principalmente en alimentos de origen animal como la carne, los huevos o la leche, aunque también está presente en alimentos de origen vegetal como la soja y algunos frutos secos [96].
- Las fuentes principales de **isoleucina** son la ternera, pescado (atún y bacalao) y lácteos. Otras fuentes de origen vegetal serían la avena, las lentejas y algunas semillas.
- En el caso de la **valina**, podemos encontrarla en carnes rojas, lácteos, productos de soja o setas.

¿A qué se debe su efecto beneficioso?

Estructuralmente, los BCAA contienen una cadena lateral peculiar (cadena alifática con una ramificación que lleva un átomo de carbono unido a otros tres o más átomos de carbono), gracias a la cual tienen **propiedades únicas** de gran importancia en el metabolismo del músculo esquelético; por ejemplo, facilitar la capacidad de absorción de glucosa de las fibras musculares y modular la señalización de la insulina. Debido a estos beneficios a nivel muscular, los BCAA se han considerado una potencial ayuda ergogénica para mejorar aspectos como la masa muscular o la fuerza. De los tres aminoácidos, la leucina parece ser el aminoácido que genera un mayor efecto en la síntesis de proteína muscular [97]. De hecho, los complementos de BCAA que se comercializan para deportistas suelen tener una ratio de 2:1:1 (leucina: isoleucina: valina, respectivamente).

La leucina es el único aminoácido capaz de activar de forma independiente las vías anabólicas (vías que aumentan la síntesis de proteína muscular) y sirve de sustrato para las nuevas proteínas sintetizadas. La ingesta de 3 g de leucina aislada (en ausencia de otros aminoácidos esenciales) logra la máxima estimulación de la síntesis de proteína muscular, similar a la ingesta de 20 g de complemento de proteína, a pesar de que el complemento de proteína contiene mucha más cantidad de aminoácidos esenciales [96].

¿Es necesario el consumo de complementos de BCAA o de leucina para obtener estos beneficios?

La mayoría de la evidencia científica existente hasta el momento no apoya la ingesta de complementos de BCAA como ayuda ergogénica para la ganancia de masa/fuerza muscular, ni para la mejora del rendimiento deportivo. Pese a ello, los deportistas los utilizan frecuentemente con este fin. Por otra parte, se cree que la leucina aislada podría ser un complemento interesante para las personas de la tercera edad o para aquellas personas que tengan alguna limitación para consumir proteína de alta calidad, pero todavía es necesaria la realización de más estudios relacionados con el tema [97].

Es importante recalcar que podemos consumir estos aminoácidos en la cantidad adecuada mediante la dieta sin ninguna dificultad y de una forma más económica. Por ejemplo, una pechuga de pollo de 100 g (peso crudo) contiene aproximadamente 400 mg de valina, 375 mg de isoleucina y 656 mg de leucina. Podríamos pensar que las personas vegetarianas o veganas, al no consumir carne y pescado, que son fuentes principales de estos aminoácidos, podrían tener más dificultades para consumir las cantidades adecuadas de BCAA. Pero lo cierto es que, por ejemplo, 60 g de cacahuetes contienen una cantidad similar de estos aminoácidos en comparación a 100 g de pollo [98]. Al igual que ocurre con los complementos de proteína, se ha observado que cantidades superiores a 3 g de leucina no generan una mayor síntesis de proteína muscular [97].

3.4. Complementos en situaciones especiales: fenilcetonuria

La **fenilcetonuria** (PKU) es un error congénito del metabolismo de la fenilalanina, con una prevalencia cercana a un caso por cada 10.000 nacimientos [99]. Aparece debido a la deficiencia de una enzima responsable de iniciar su metabolización, la fenilalanina hidroxilasa (PAH). Tras la actuación de esta enzima se forma otro aminoácido muy parecido a ella, la tirosina.

Cuando existe un error en el metabolismo de la fenilalanina, ésta no puede convertirse fácilmente en tirosina. Por lo tanto, se produce una acumulación de este aminoácido en la sangre, aumentando su concentración, no solo en la sangre (concentración de fenilalanina superior a 120 μmol/L), sino también en la orina, y en tejidos como el cerebro. Al mismo tiempo, se puede producir una deficiencia en el otro aminoácido, la tirosina, aminoácido muy importante como precursor de la melanina, o de neurotransmisores como las catecolaminas. Además de la fenilalanina, se acumulan también unos compuestos que derivan de ella, las fenilcetonas. Estos compuestos se eliminan por la orina y dan nombre a la enfermedad: fenilcetonuria o PKU (del inglés *Phenyl-Keton-Uria*) [100].

Al tratarse de un error congénito, las dificultades aparecen desde el momento del nacimiento. Como consecuencia, en el bebé comenzará a acumularse la fenilalanina, lo que podría conllevar algunas consecuencias graves (como discapacidad intelectual grave, epilepsia y problemas de conducta) si no se trata precozmente. Además, al no formarse tirosina en cantidad suficiente para poder ser utilizada en la síntesis de proteínas para crecer y/o en la síntesis de neurotransmisores, pasados unos meses se puede detectar cierto grado de retraso del desarrollo. No obstante, si se diagnostica y se trata precozmente, al mismo tiempo que se mantiene un buen control de la dieta, los niños que la padecen pueden llevar una vida normal con mínimas limitaciones, sólo alimentarias.

Con el fin de evitar que se acumule la fenilalanina en la sangre, se establece una restricción de proteínas en la alimentación del niño. De manera que la dieta de los niños con PKU se basará en una menor presencia de alimentos que son fuente de proteínas (como leche, carne, pescado, huevos y otros alimentos que contienen fenilalanina), sustituyéndolas por una **fórmula especial** que contiene todos los demás aminoácidos (excepto la fenilalanina), y que se suplementa con tirosina para evitar su deficiencia. Se recomienda el tratamiento hasta los 12 años, manteniendo la concentración sanguínea de fenilalanina entre 120 y 360 µmol/L y se aconseja mantener el tratamiento de por vida y con una concentración plasmática de fenilalanina entre 120-600 µmol/L [101]. Por otra parte, algunos pacientes con PKU moderada responden con un descenso considerable de la concentración de fenilalanina cuando reciben un suplemento que les ayuda a descomponer la fenilalanina denominado BH4. Esto permite sustituir la dieta restringida en fenilalanina por la suplementación.

4

¿Cuánta proteína tengo que tomar?

4.1. Recomendaciones para la población general

Las recomendaciones de ingesta de proteína son diferentes según la etapa de la vida en la que nos encontremos o nuestra condición fisiológica. A continuación se mencionan los datos de la **ingesta poblacional de referencia**, es decir, la cantidad de proteína que se recomienda ingerir y que probablemente satisfaga las necesidades de casi todas las personas sanas de una población (**Tabla 7**).

Según los datos revisados por la Autoridad Europea de Seguridad Alimentaria (EFSA) en 2023, la cantidad recomendada de ingesta de proteína para la **población adulta** (mayores de 18 años) es de 0,83 g/kg de peso/día, tanto para hombres como para mujeres. En el caso de las **mujeres embarazadas** se aconseja aumentar el consumo de proteína, añadiendo a la cantidad recomendada 1 g/día de proteína en el primer trimestre de embarazo, 9 g/día en el segundo trimestre y 28 g/día en el tercero. Para garantizar que la proteína ingerida durante el embarazo sea de calidad, se recomienda consumir proteínas de diferentes fuentes alimentarias: huevos, pescado (tanto azul, como blanco), carnes (dando prioridad a las blancas, debido a que tienen menor cantidad de grasas saturadas), leche y otros lácteos, frutos secos y legumbres (procurando combinarlos con cereales). Estos alimentos deben estar presentes en la dieta de la mujer embarazada diariamente [102]. Durante el **periodo de lactancia** se recomienda añadir a la recomendación de proteína para la población adulta sana, 19 g/día de proteína si la mujer se encuentra en los primeros 6 meses post-parto, o añadir 13 g/día de proteína si han pasado más de 6 meses desde el postparto [103].

En el caso de los **niños y niñas** la recomendación de ingesta diaria de proteína es algo mayor que la de los adultos. Por ejemplo, se aconseja el consumo de 1,31 g proteína/kg de peso/día para los bebés entre 7-11 meses, y la cantidad de ingesta recomendada de proteína por kilogramo de peso va variando a lo largo de las diferentes edades hasta llegar a la recomendación establecida para los adultos [103]. Además de la cantidad, es importante tener en cuenta la calidad de la proteína ingerida. Se recomienda que el 43 % del valor energético derivado de las proteínas proceda de aminoácidos esenciales; este porcentaje va descendiendo con la edad hasta establecerse en un 19 % en el adulto. También hay que tener en cuenta que algunos aminoácidos no esenciales para los adultos sí lo son para los bebés; éste es el caso de la cisteína en los recién nacidos. Esto se debe a que los sistemas fisiológicos del bebé todavía son inmaduros, haciendo que la síntesis de algunos aminoácidos no sea suficiente para cubrir sus necesidades. Para ello, se recomienda que las proteínas de alta calidad (principalmente proteínas de origen animal) supongan el 50-65 % del aporte diario total de proteína, siendo el resto de proteínas de la dieta de calidad media (proteínas de origen vegetal) [104].

En **personas mayores de 65 años** también se recomienda una ingesta mayor de proteínas para evitar la desnutrición y la sarcopenia (pérdida de masa, fuerza y funcionamiento de los músculos). Para este grupo poblacional, la ingesta diaria de proteína recomendada es de 1,0-1,5 g/kg de peso/día [105-107]. En cuanto a la calidad de la proteína recomendada, la relación (proteína animal + proteína de leguminosas) / proteína total debe ser mayor de 0,7 [108]. En el caso de las mujeres, debido a la **menopausia** y con el objetivo de reducir el riesgo de sufrir osteoporosis (enfermedad que hace que los huesos se debiliten), se recomienda incrementar el consumo de proteína hasta al menos 1,0 g proteína/kg de peso/día a partir de los 50 años [109].

Tabla 7

Recomendaciones diarias de ingesta de proteína
para los diferentes grupos poblacionales

Población	Ingesta poblacional de referencia de proteína
Bebés (7-11 meses)	1,31 g/kg de peso/día
Niños/as (5-10 años)	0,85-0,91 g/kg de peso/día
Adolescentes (15 años)	0,88 g/kg de peso/día
Adultos ($\geq$ 18 años)	0,83 g/kg de peso/día
Embarazadas (1.er trimestre)	0,83 g/kg de peso/día + 1 g/día
Embarazadas (2.º trimestre)	0,83 g/kg de peso/día + 9 g/día
Embarazadas (3.er trimestre)	0,83 g/kg de peso/día + 28 g/día
Lactancia (0-6 meses post-parto)	0,83 g/kg de peso/día + 19 g/día
Lactancia ($\geq$ 6 meses post-parto)	0,83 g/kg de peso/día + 13 g/día
Mujeres en menopausia ($\geq$ 50 años)	$\geq$ 1,0 g/kg de peso/día
Personas mayores ($\geq$ 65 años)	1,0-1,5 g/kg de peso/día

¿Cómo puedo calcular la cantidad de proteína que debo consumir al día?

El cálculo para conocer la cantidad de proteína a ingerir al día es muy sencillo. A continuación, se presentan varios **casos prácticos** donde se realiza este cálculo.

CASO PRÁCTICO

Mujer de 37 años. Peso: 58 kg.

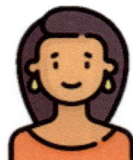 Teniendo en cuenta que la recomendación de ingesta de proteína para la población adulta es 0,83 g/kg de peso/día, deberá consumir un total de **48 g de proteína al día** (0,83 g de proteína/kg de peso/día × 58 kg = 48 g de proteína/día).

4.2. Recomendaciones para colectivos específicos

Los requerimientos de proteína pueden estar incrementados para algunas personas debido a su condición física o estilo de vida activo. A pesar de que el consumo de complementos de proteína no es necesario en todos los casos, es cierto que puede ser una herramienta nutricional útil en situaciones en las que los requerimientos de proteína son mayores.

4.2.1. *Deportistas de élite o personas con un objetivo deportivo concreto*

Los principales consumidores de complementos proteicos a día de hoy son las personas que realizan actividad física, aunque cabe señalar que en la mayoría de casos su consumo no es realmente necesario. Es cierto que si la actividad física se realiza de forma regular y es de intensidad moderada o alta, los requerimientos de proteína son mayores en comparación con los de la población general (1,2-2 g proteína/kg de peso corporal/día para los/las deportistas *vs.* 0,8 g proteína/kg de peso corporal/día para la población general), ya que las proteínas son necesarias para conseguir las adaptaciones del entrenamiento y mejorar el rendimiento deportivo [81,110]. No obstante, es necesario recalcar que dichas cantidades de proteína se pueden cubrir sin problema mediante la dieta en la mayoría de los casos. De hecho, se recomienda priorizar el consumo de alimentos que contengan proteínas de alta calidad sobre los complementos proteicos, a pesar de que el consumo de productos sea seguro y conveniente para ingerir proteína de alta calidad [81].

El consumo de complementos de proteína dentro de una dieta variada y equilibrada puede generar un aporte de proteína mayor a las recomendaciones establecidas. Al hacer ejercicio físico se ha observado que la ingesta de proteína promueve la ganancia adicional de masa magra corporal. Sin embargo, una ingesta diaria de más de 2,2 g proteína/kg de peso corporal/día no solo no genera una síntesis de masa muscular mayor, sino que incluso puede disminuir los efectos adicionales obtenidos gracias a la proteína [111]. Por lo tanto, no tendría sentido tomar complementos de proteína para aumentar el aporte de este nutriente si las necesidades pueden ser cubiertas mediante la dieta.

¿En qué casos es interesante que un deportista consuma complementos de proteína?

A pesar de que en la mayoría de los casos es posible cubrir las necesidades de proteína mediante la alimentación, puede haber algunas excepciones. Hay que tener en cuenta que los requerimientos de proteína están establecidos por peso corporal, es decir, la cantidad diaria total de proteína que debe ingerir una persona de 70 kg será mayor que la que deba consumir una persona de 50 kg. Debido a ello, los deportistas de disciplinas como culturismo, rugby o halterofilia deben ingerir una gran cantidad de proteína para cubrir sus necesidades (debido a que su peso corporal suele ser elevado). Puede que sea posible consumir esta cantidad de proteína mediante la dieta, pero es cierto que ello puede implicar la ingesta de grandes cantidades de alimento, pudiendo resultar incómodo. Además, esta situación puede conllevar un exceso de ingesta de otros nutrientes. Por ello, en ocasiones puede ser más fácil recurrir al consumo de complementos de proteínas para cubrir los requerimientos.

CASO PRÁCTICO

Jugador de rugby de 28 años. Peso: 97 kg.

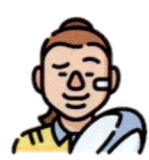 Teniendo en cuenta que la recomendación de ingesta de proteína para los deportistas es 1,2-2 g proteína/kg de peso/día, deberá consumir un total de **116-194 g de proteína al día** (1,2-2 g de proteína/kg de peso/día × 97 kg = 116-194 g de proteína/día).

Otro factor a tener en cuenta en el caso de los deportistas es que las necesidades de proteína aumentan a medida que aumenta la duración y la intensidad del ejercicio. Por ello, puede ser interesante tomar complementos de proteína tras una competición o un entrenamiento demandante. En el caso de los deportes de fuerza (levantamiento de pesas, carrera corta de velocidad, gimnasia artística o halterofilia), la ingesta de 20-30 g de proteína tras el ejercicio ayuda en la síntesis proteica, que es el proceso que produce hipertrofia (ganancia de masa muscular) si se repite regularmente [112]. Además, se ha demostrado que el consumo de hidratos de carbono junto con proteínas, tras el ejercicio, es una forma rápida de recuperar el glucógeno, especialmente si la cantidad de hidratos de carbono ingerida no es muy alta [113]. Esto es especialmente interesante para los deportistas de modalidades de resistencia o de larga duración (carrera/ciclismo/natación de larga duración, patinaje o tenis), que deben recuperarse con rapidez porque deben entrenar o competir a las pocas horas. Hay que recordar que, para obtener estos beneficios, la proteína que se ingiere tras el ejercicio no tiene por qué ser obligatoriamente mediante complementos de proteína, aunque hay personas que lo prefieren por comodidad o porque no tienen apetito después del ejercicio. El consumo de la cantidad adecuada de alimentos ricos en proteína como la leche o los huevos genera el mismo efecto que la ingesta de complementos de proteína [114].

¿Cuándo tengo que tomar la proteína si mi objetivo es aumentar la masa muscular?

Durante mucho tiempo se ha creído que existe una «ventana anabólica» después de realizar el entrenamiento que dura entre 90-120 minutos después de la práctica deportiva; es decir, que la ingesta de proteína justo al finalizar el ejercicio físico promueve la ganancia de masa muscular [115]. Actualmente, se sabe que dicha ventana anabólica existe y que es mucho más amplia de lo que se pensaba, ya que se ha observado que dura al menos 24 horas post-ejercicio [116,117]. Existen estudios que han demostrado que la hipertrofia muscular es similar, independientemente de si la ingesta de proteína es antes o después del ejercicio de fuerza (en deportistas entrenados), confirmando así que el factor más importante a la hora de ganar músculo es la cantidad de proteína ingerida a lo largo del día [118]. A pesar de que esto sea cierto, el consumo de proteína tras el ejercicio sigue siendo considerado el momento óptimo de ingesta de este nutriente (considerándolo más como una oportunidad en lugar de una necesidad) para mejorar las adaptaciones al ejercicio y la recuperación, ya que el efecto de la ventana anabólica disminuye con el paso del tiempo post-ejercicio [81, 117]. Esto se debe a que al realizar ejercicio de fuerza ocurre tanto la síntesis proteica como la degradación proteica. Si ocurre un desequilibrio entre estos procesos, siendo la degradación proteica mayor que la síntesis, la ganancia muscular puede verse limitada. Esta situación ocurre cuando el organismo no dispone de aminoácidos (procedentes de la proteína consumida), por lo que el consumo de proteína post-ejercicio puede ayudar en la reducción de la degradación proteica [117,119].

4.2.2. Personas con sobrepeso u obesidad y cirugía bariátrica

Las personas con sobrepeso u obesidad se pueden beneficiar del consumo de complementos de proteínas debido a que las dietas altas en proteína (> 0,83 g/kg de peso/día) pueden ayudar en la pérdida de peso y, por tanto, en la reducción de los factores de riesgo asociados a la obesidad y las enfermedades metabólicas [120]. Un consumo elevado de proteínas en un contexto tanto de déficit calórico como normo-calórico tiene un claro efecto sobre el gasto energético total, ya que:

1. Las proteínas producen un gasto energético mayor derivado de la termogénesis inducida por los alimentos, término que hace referencia a la energía que el organismo gasta para su digestión, que el de los carbohidratos y el de las grasas.
2. Previene la pérdida de masa muscular libre de grasa, lo que ayuda a evitar la reducción del gasto energético en reposo [120].

Es importante tener en cuenta que **los complementos de proteína en ningún caso deben ser utilizados como sustitutivos de las comidas**, tan solo como una herramienta o estrategia nutricional complementaria y temporal para aumentar el aporte proteico de la dieta. El mejor tratamiento para el sobrepeso y la obesidad es seguir una dieta hipocalórica y equilibrada pautada por un profesional, que se pueda mantener en un periodo largo de tiempo y se acompañe de la realización de actividad física regular.

CASO PRÁCTICO

Hombre de 42 años. Peso: 102 kg; Altura: 1,78 m; IMC: 32,2 kg/m^2 (obesidad).

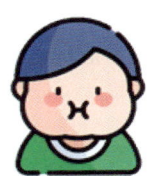 En el caso de las personas con obesidad hay que utilizar el **peso ajustado** para calcular los requerimientos de proteína, ya que utilizando el peso real se sobreestimarían las necesidades reales de proteína, mientras que utilizando el peso ideal se subestimarían. La fórmula para calcular el peso ajustado es la siguiente:

Peso ajustado = (Peso real – Peso ideal) × 0,25 + Peso ideal

Como se puede ver, el peso ajustado depende del peso real y del peso ideal. Aunque existen diferentes fórmulas para calcular el peso ideal de una persona, en el siguiente ejemplo se ha utilizado la fórmula de *Metropolitan Life Insurance*:

Peso ideal = 50 + 0,75 × (altura (cm) – 150) = 50 + 0,75 × (178 cm – 150) = **71 kg**

Después, se sustituye el valor del peso ideal en la fórmula para calcular el peso ajustado:

Peso ajustado = (Peso real − Peso ideal) × 0,25 + Peso ideal =
(102 kg − 71 kg) × 0,25 + 71 = **79 kg**

Una vez calculado el peso ajustado, se pueden establecer los requerimientos de proteína de esta persona, teniendo en cuenta que para las personas con obesidad se recomienda una ingesta de proteína mayor de 0,83 g de proteína/kg de peso/día.

> 0,83 g de proteína/kg de peso ajustado/día × 79 kg
(peso ajustado) = > 66 g de proteína/día.

Deberá consumir más de 66 g de proteína/día

La **cirugía bariátrica** es una opción de tratamiento para las personas que tienen un índice de masa corporal (IMC) mayor a 40 kg/m^2 (o IMC mayor a 35 kg/m^2 con comorbilidades asociadas) y no han logrado perder la cantidad de peso adecuada tras la modificación del estilo de vida (dieta y ejercicio físico) y la farmacoterapia [121]. Puede ser un tratamiento efectivo en estos casos, ya que permite perder gran cantidad de peso, pero es necesario seguir unas pautas de alimentación estrictas tras la intervención para mantener o seguir disminuyendo el peso corporal. Debido a que la ingesta de proteínas ayuda en el proceso de pérdida de peso y en el mantenimiento de la masa muscular, son un componente importante en la dieta de las personas con cirugía bariátrica. Algunas circunstancias post-operatorias como vómitos, diarrea o disminución de la ingesta calórica pueden afectar al aporte de proteína. Además, ciertos tipos de cirugías bariátricas, como el Bypass gástrico Roux-en-Y (consiste en crear una bolsa desde el estómago que se conecta directamente al intestino delgado), pueden dar lugar a una ingesta y absorción inadecuada de proteína, a causa de una disminución de la capacidad gástrica, de las enzimas digestivas y de las secreciones gástricas que ayudan en la digestión. La suma de todos estos factores hace que sea especialmente importante garantizar una ingesta adecuada de proteína, sobre todo una vez que el cuerpo ya se ha adaptado a la operación [122].

Los requerimientos de proteína establecidos para estas personas son mayores que para la población adulta sana. Con el fin de continuar con la pérdida de peso y mantenimiento de la masa muscular, se recomienda el consumo de 60-120 g proteína/día, lo que supone un gran reto para estas personas, ya que su capacidad de ingerir alimentos es muy reducida, sobre todo al inicio del periodo post-operatorio. Una manera para aumentar la ingesta proteica mediante la dieta sería, en el contexto de una comida, consumir primero los alimentos ricos en proteína y después los alimentos ricos en hidratos de carbono y grasa. Aun así, debido a que los pacientes bariátricos tienen dificultades para ingerir la cantidad de proteína recomendada únicamente mediante los alimentos, los complementos de proteína son necesarios [107, 122].

4.2.3. Ancianos

El envejecimiento es un proceso irreversible, progresivo y natural que implica una serie de cambios morfológicos y fisiológicos en todos los tejidos. Entre ellos destaca la sarcopenia, es decir, la pérdida de masa y función muscular asociada a la edad. La sarcopenia suele ir acompañada de inactividad física y disminución de la movilidad y afecta aproximadamente al 20 % de las personas mayores de 60 años, las cuales tienen un mayor riesgo de sufrir caídas, fracturas óseas y enfermedades cardiovasculares, entre otros [123].

A día de hoy no existen medicamentos para el tratamiento de la sarcopenia, siendo la dieta un factor modificable del estilo de vida que puede tener un gran impacto en la prevención y tratamiento de la misma. La actual recomendación de 0,8 g de proteína/kg de peso/día establecida para la población adulta sana, parece no ser suficiente cuando hay sarcopenia en las personas de edad avanzada. De hecho, estudios recientes señalan que, en estas personas, una ingesta de 1,0-1,5 g/kg de peso/día puede ser más adecuada para prevenir la pérdida de masa muscular y fuerza [123,124]. A pesar de los potenciales beneficios que puede tener el aumento del aporte de proteínas para este grupo poblacional, existen algunos factores (como el aislamiento social, la falta de apetito o los problemas de masticación) que pueden complicar llegar a cubrir dicha ingesta [123]. En el caso de que existan problemas de masticación, puede ser interesante incluir en la dieta alimentos como yogures ricos en proteína o queso fresco batido, ya que son alimentos que van a aportar gran cantidad de proteína, siendo además de fácil masticación.

Asimismo, aparte de la cantidad de proteína de la dieta, es importante tener en cuenta la calidad de la misma. Se recomienda que la relación (proteína de origen animal + proteína leguminosas) / proteína total, sea mayor a 0,7 [108].

Debido a las dificultades que pueden tener las personas de edad avanzada para cubrir los requerimientos de proteína, puede ser de ayuda el consumo de complementos de proteína. Estos complementos además de permitir aumentar el consumo de proteínas, pueden ser ingeridos fácilmente por las personas que tienen problemas de masticación [123].

CASO PRÁCTICO

Hombre de 71 años. Peso: 70 kg.

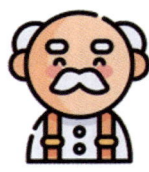
Teniendo en cuenta que la recomendación de ingesta de proteína para las personas mayores de 65 años es 1,0-1,5 g proteína/kg de peso/día, deberá consumir un total de **70-105 g de proteína al día** (1,0-1,5 g de proteína/kg de peso/día × 70 kg = 70-105 g de proteína/día).

4.2.4. Menopausia

Se considera que la menopausia comienza tras la ausencia de menstruación un año después del último periodo, siendo habitual en las mujeres entre los 45 y 55 años. Se caracteriza por la disminución de la secreción de estrógenos y progesterona (hormonas sexuales femeninas) que dan lugar al cese de la menstruación, así como a numerosos cambios fisiológicos en el cuerpo de la mujer como, por ejemplo, la disminución del metabolismo basal. La falta de estrógenos genera también un incremento en el apetito, resultando en una mayor ingesta calórica y la consiguiente posible ganancia de peso y masa grasa. Paralelamente, ocurre un cambio en la composición corporal, aumentando la acumulación de grasa alrededor de las vísceras. Además, durante la menopausia, también aumenta el riesgo de sufrir diferentes enfermedades crónicas que se relacionan con la disminución de los niveles de estrógenos, como por ejemplo, enfermedades cardiovasculares, resistencia a la insulina, diabetes de tipo 2 y osteoporosis [125].

En este contexto, es especialmente importante prestar atención a la dieta y al estilo de vida, con el fin de atenuar los efectos inevitables del proceso de menopausia. En relación a los requerimientos de proteína, se recomienda un consumo ligeramente superior al establecido para la población adulta sana. Así, se recomienda un consumo de 1,0-1,2 g de proteína/kg de peso/día (o el 20 % de la energía total consumida) para las mujeres en periodo de menopausia o post-menopausia [125]. De hecho, hay estudios que asocian un consumo elevado de proteínas (1,2 g de proteína/kg de peso/día) con un 32 % menos de riesgo de sufrir fragilidad ósea y con una mejor función física [126].

Aunque los requerimientos de proteína para las mujeres en periodo de menopausia y post-menopausia pueden ser cubiertos mediante la alimentación, los complementos de proteína pueden ser una herramienta útil en algunos casos concretos. Por ejemplo, para aquellas mujeres con sobrepeso u obesidad que sigan una dieta baja en calorías (por necesidad de perder peso corporal) o mujeres con sarcopenia (que hayan disminuido su ingesta de alimentos por falta de apetito), ya que los complementos de proteína pueden ayudarles a mantener la masa muscular y la fuerza [127].

CASO PRÁCTICO

Mujer de 57 años. Peso: 63 kg.

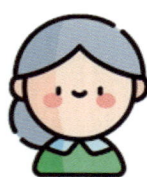 Teniendo en cuenta que la recomendación de ingesta de proteína para las mujeres en edad de menopausia es 1,0-1,2 g proteína/kg de peso/día, deberá consumir un total de **63-76 g de proteína al día** (1,0-1,2 g de proteína/kg de peso/día × 63 kg = 63-76 g de proteína/día).

4.3. Ingesta inadecuada de proteínas

¿Qué pasa si consumo menos proteína de la que debería?

El déficit de proteínas se entiende como la falta absoluta o relativa de proteínas e, incluso, de uno o más aminoácidos [129]. Esta condición, poco habitual en países occidentales, puede desarrollarse como consecuencia de varias situaciones:

— Consumo de una dieta pobre en energía (personas con anorexia, etc.)
— Problemas en el proceso de digestión y absorción de la proteína consumida (pacientes con enfermedades gastrointestinales como la enfermedad celíaca o diarrea persis-

tente, pacientes en los que se ha seccionado un fragmento de intestino, en pacientes tras cirugía bariátrica, etc.)

— Alteraciones en el metabolismo de las proteínas (pacientes con cirrosis hepática, alteraciones hormonales o diabetes)

— Pérdida excesiva de proteína (pacientes con nefrosis, sangrado o gastroenteroparía exudativa)

— Aumento de las necesidades (en pacientes con quemaduras graves, en estado post-operatorio, en situaciones de infección sistémica, etc.) [128].

A pesar de que manteniendo una dieta equilibrada y variada (en cuanto a nutrientes y energía) es poco probable no ingerir la cantidad de proteínas necesaria, existen grupos poblacionales con un mayor riesgo de padecer carencias de este macronutriente. Uno de los colectivos con mayor riesgo de déficit es el de las personas mayores que viven en residencias. En un estudio realizado en diferentes países, se observó que la prevalencia de déficit en proteínas (fijada en un consumo de < 0,8 g/kg peso/día) era del 21,5 % [130]. En este estudio, además, se identificaron subgrupos que eran más vulnerables ante este déficit, como las mujeres (que suelen consumir menores cantidades de energía que los hombres ingiriendo, por tanto, una menor cantidad de proteínas) e individuos con poco apetito [129].

¿Qué pasa si consumo más proteína de la que debería?

Se considera una ingesta de proteína es excesiva cuando más del 35 % de la energía total consumida en un día proviene de este nutriente, lo que equivaldría aproximadamente a consumir más de 3 g de proteína/kg de peso/día [130]. Esta situación es relativamente habitual en los países occidentales, en los que se siguen dietas altas en proteína y en ocasiones se abusa del consumo de alimentos enriquecidos en proteínas y/o de complementos proteicos. En población sana, no existe ningún riesgo por consumir de forma puntual un exceso de proteínas, aunque se desconoce su efecto real a largo plazo por falta de estudios [130]. Una de las posibles consecuencias de una ingesta elevada de proteínas es el desplazamiento de los otros macronutrientes de la dieta (hidratos de carbono y grasas), lo que podría causar deficiencias de algunas vitaminas (vitaminas A, C y E), minerales (potasio, sodio, manganeso y zinc) o fibra, que se encuentran principalmente en frutas, verduras y cereales integrales. Por otra parte, hay que señalar que una dieta rica en proteínas debería incluir cereales integrales, vegetales y frutas, que contienen sales alcalinas de potasio, para así reducir la pérdida de calcio por orina que ocurre como consecuencia de este tipo de patrones de alimentación [131].

El órgano que más sobrecarga de trabajo tiene por el consumo elevado de proteínas es el riñón, ya que aumenta la tasa de filtración glomerular (cantidad de sangre que se filtra en el riñón con el fin de eliminar los productos de desecho de la sangre) que, mantenida en el tiempo, podría terminar dañando el riñón. De hecho, aunque no existe evidencia suficiente para confirmar que este patrón de ingesta sea peligroso en individuos sanos, sí se ha demostrado que las dietas altas en proteína son perjudiciales para las personas con disfunción renal [130]. Por otro lado, el consumo elevado y prolongado de proteínas de origen animal también se ha relacionado con un mayor riesgo de desarrollar cálculos renales (piedras en el riñón), debido a una mayor eliminación urinaria de calcio que puede irse acumulando en este órgano. Por ello, estas dietas no serían recomendables para personas con anomalías hereditarias de enfermedad renal o con predisposición al desarrollo de cálculos renales [130].

Durante mucho tiempo se ha asumido que, como las dietas altas en proteína ayudan a prevenir la obesidad, estos beneficios podrían estar relacionados con una mejora en la salud cardiovascular. Aunque es cierto que algunos estudios retrospectivos (estudio de datos del pasado, ver los efectos en personas que habían seguido una dieta rica en proteínas en el pasado) han confirmado que no hay una asociación entre el consumo de dietas altas en proteína y un mayor riesgo de enfermedad coronaria, los estudios de tipo prospectivo (seguimiento a un grupo de personas que tenían una dieta alta en proteínas durante muchos años) han demostrado que las mujeres que seguían esta dieta tenían un mayor riesgo de padecer enfermedades cardiovasculares [132]. Cabe mencionar que, cuando se habla de ingesta excesiva y crónica de proteína y salud cardiovascular, es importante tener en cuenta cuál es la fuente proteica. Esto se debe a que el consumo de proteína de origen animal se relaciona con un mayor riesgo de mortalidad por enfermedad cardiovascular, mientras que el consumo de proteína de origen vegetal se asocia con un menor riesgo de mortalidad por las mismas causas [133]. Se cree que uno de los motivos por el que el consumo de las proteínas de origen animal afecta negativamente a la salud cardiovascular es que los alimentos donde se encuentran dichas proteínas son también fuente de ácidos grasos saturados.

Por último, recientemente se han investigado otros posibles efectos negativos que puede generar una dieta alta en proteínas de forma prolongada y se ha observado que puede derivar en el desarrollo de resistencia a la insulina y diabetes mellitus tipo 2 (debido a que un exceso de aminoácidos puede inhibir la activación de algunas rutas metabólicas, reduciendo la captación de glucosa estimulada por la insulina, generando así una mayor resistencia a la insulina) [134, 135] y a la salud ósea (se han relacionado dietas altas en proteína con una mayor absorción de calcio intestinal, factor que se correlaciona inversamente con la secreción de hormona paratiroidea, que es beneficiosa para la salud ósea al reducir la resorción de los huesos);

además, un contenido muy elevado de proteínas de origen animal en la dieta provoca una mayor excreción de calcio por la orina [136]. Cabe mencionar que existe cierta controversia sobre la relación entre un consumo excesivo de proteínas y algunos de estos efectos, por lo que todavía no hay suficiente evidencia para confirmarlos.

5

Influencia de las técnicas culinarias en las proteínas

Ahora que ya sabes qué son las proteínas, en qué alimentos están presentes e incluso cuánta deberías tomar cada día, en este apartado aprenderás cómo influye la manera de cocinar los alimentos en su contenido. Y es que, todo tratamiento culinario va a tener un impacto o efecto tanto en los macro- como en los micronutrientes que tiene un alimento, aunque no siempre de forma negativa. Al cocinar los alimentos que contienen proteína, será el propio calor el que produzca cambios en este nutriente. Como norma general, se podría decir que **cuanto mayores sean tanto la temperatura como el tiempo de cocinado, mayor será el impacto del tratamiento culinario en la proteína**. Así, al aplicar calor a los alimentos que contienen proteínas, se verá afectado el contenido y/o la biodisponibilidad de aminoácidos de la misma.

Pero, tal y como se ha mencionado en el párrafo anterior, no todos los cambios que ocurren en la proteína durante el cocinado son negativos. Por ejemplo, cuando se aplica calor a un alimento que contiene proteínas, estas se **desnaturalizan** (pierden la estructura tridimensional). Este proceso de desnaturalización, que ocurre a diferentes temperaturas (específicas para cada tipo de proteína), aumenta la digestibilidad de las proteínas. Esto se debe a que la desnaturalización deja al descubierto nuevos sitios de unión para las enzimas digestivas, las cuales pueden digerir mejor la proteína. Pero, además, la desnaturalización también sirve, entre otros, para inactivar los factores anti-nutritivos de carácter proteico (como inhibidores de tripsina y quimotripsina) que pueden estar presentes en un alimento [3]. Además, el potencial alergénico de la proteína disminuye tras la desnaturalización (**Figura 25**). En este sentido, existen estudios que indican que cocinar alimentos proteicos (como el pescado) mediante cocción en medio líquido (agua o caldo) o al vapor, no solo mejora su digestibilidad (por la desnaturalización) sino que además protege las proteínas (y también los lípidos presentes en el alimento) de la oxidación [137]. Del mismo modo, cuando se cuecen las legumbres, la proteína presente en este alimento se vuelve más digerible no solo por la desnaturalización de la misma, sino también por la inactivación de los inhibidores de enzimas digestivas que contienen (los famosos factores antinutritivos) [3]. En el caso de otras técnicas culinarias que implican la utilización de temperaturas superiores a las de la cocción, lo cierto es que la proteína presente en los alimentos se desnaturaliza, mejorando la digestibilidad de la misma. Sin embargo, y como se indica en los siguientes párrafos, en algunos casos las temperaturas elevadas pueden tener un impacto negativo sobre la digestibilidad de la proteína, lo que dificulta conocer con certeza el efecto neto de este tipo de preparación sobre esta variable [3].

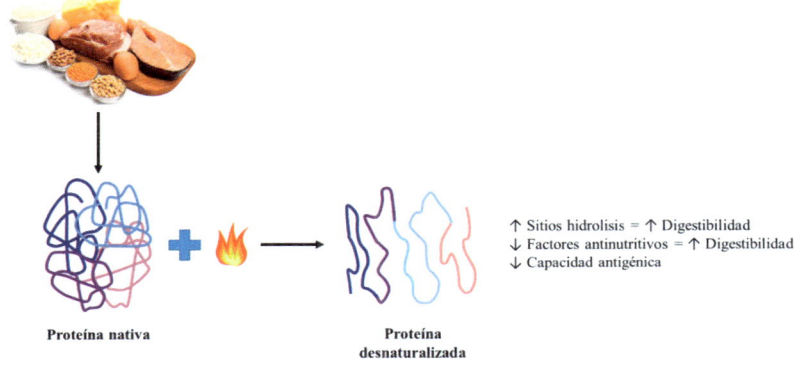

Figura 25

Representación esquemática de las implicaciones
que tiene la desnaturalización térmica de las proteínas
presentes en los alimentos

Sin embargo, cuando se cocinan alimentos ricos en proteínas (como la carne y el pescado) mediante fuego directo y a temperaturas más elevadas que las de cocción (como los asados a la plancha o a la parrilla), la digestibilidad de la proteína del alimento no solo no aumenta, sino que disminuye, debido a diferentes fenómenos que ocurren cuando se cocina la proteína bajo estas condiciones. Uno de estos fenómenos se conoce como **interacciones proteína-proteína**: la aplicación de calor directo degrada la cadena carbonada de los aminoácidos dando lugar a la formación de uniones entre diferentes proteínas (puentes inter- e intracatenarios). Esto se relaciona con una menor digestibilidad de la proteína, ya que las uniones formadas dificultan el acceso de las enzimas digestivas (proteasas) a sus sitios de unión, limitando la digestión de la proteína. Debido a esta peor digestión de la proteína, parte de los aminoácidos no van a poder ser liberados ni absorbidos [3]. Por otro lado, las interacciones entre diferentes proteínas se relacionan con una pérdida de valor biológico de la proteína (la composición inicial de la proteína cambia durante el cocinado).

Otro de los efectos negativos ligados al cocinado ocurre durante la preparación de alimentos que contienen proteína y ciertos hidratos de carbono (azúcares reductores, principalmente). Así, al exponer estos alimentos a temperaturas elevadas, ocurren las **interacciones proteína-hidratos de carbono**, también conocidas con el nombre de reacción de Maillard. Esta reacción da como resultado la formación de una corteza o costra dorada/caramelizada en los alimentos, la cual es muy apreciada desde el punto de vista organoléptico (de hecho, en algunas preparaciones incluso se busca/fomenta la formación de dicha costra). No obstante, y desde el punto de vista nutricional, la reacción de Maillard tiene un impacto negativo en la proteína presente en el alimento. Por un lado, durante esta reacción, se forman unos compuestos de color pardo/marrón (melanoidinas), que tienen una digestibilidad muy baja (de hecho, casi no se digieren), lo que hace que parte de la proteína originalmente presente en el alimento crudo no se pueda aprovechar. Pero, además, los compuestos previos a la formación de las melanoidinas (denominadas premelanoidinas) tienen efectos antinutritivos, ya que inhiben la proteólisis, la actividad de disacaridasas intestinales y la absorción de aminoácidos. Ello dificulta la digestión y absorción de proteínas y aminoácidos (respectivamente), así como la digestión de disacáridos (carobohidratos) a nivel intestinal [3]. Por otro lado, la reacción de Maillard afecta de forma especial a ciertos aminoácidos esenciales, especialmente a la lisina (al ser más reactiva que otros aminoácidos). Así, cuanto mayor es el contenido de lisina de un alimento, mayor será la formación de compuestos pardos si se da la reacción de Maillard (**Figura 26**). La degradación de lisina afecta negativamente al valor biológico de la proteína, puesto que el contenido de este aminoácido esencial disminuye significativamente.

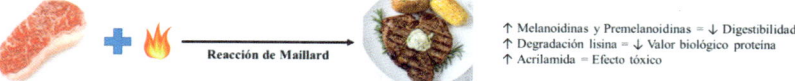

↑ Melanoidinas y Premelanoidinas = ↓ Digestibilidad
↑ Degradación lisina = ↓ Valor biológico proteína
↑ Acrilamida = Efecto tóxico

Figura 26

Representación esquemática de las implicaciones
que tienen las interacciones proteína-hidratos de carbono
en la proteína presente en los alimentos

Finalmente, otro de los efectos negativos que pueden ocurrir al preparar/cocinar alimentos proteicos deriva de las **interacciones proteína-lípidos**, ya que los lípidos son otro de los macronutrientes que habitualmente están presentes en los alimentos que se consideran como proteicos. Cuando dichos lípidos se degradan (especialmente por procesos de oxidación) se genera una gran variedad de productos que tienen la capacidad de reaccionar con las proteínas, afectando no solo a su calidad y/o a sus características organolépticas, sino también a su valor biológico. Este tipo de reacciones son más habituales en el pescado, ya que los lípidos que contiene este alimento tienen un elevado grado de insaturación (los ácidos grasos poliinsaturados), que son más proclives a oxidarse [3]. Entre los productos que se generan, destacan los hidroperóxidos y los compuestos carbonílicos. Los primeros reaccionan con aminoácidos como el triptófano, la metionina y la cisteína, mientras que los segundos reaccionan con la lisina. Estas reacciones implican la oxidación de los aminoácidos, reduciendo significativamente su contenido en el alimento e influyendo negativamente en el valor biológico de la proteína. Por otro lado, los radicales libres derivados de los lípidos pueden formar puentes inter- e intramoleculares tanto dentro de una proteína o entre diferentes proteínas, así como entre las proteínas y los propios productos de la oxidación de lípidos. Estos puentes reducen la digestibilidad de la proteína, ya que dificultan la actividad de las enzimas digestivas encargadas de la hidrólisis de las proteínas [3].

En resumen, no solo tenemos que ser cuidadosos al seleccionar los alimentos que van a ser la fuente de proteínas de nuestra dieta, sino que también tenemos que serlo al decidir cómo se van a preparar dichos alimentos. En este sentido, utilizar la técnica culinaria más adecuada (temperaturas de cocinado no excesivamente elevadas, y a poder ser evitando la aplicación de fuego directo) y conocer la composición de los alimentos seleccionados puede ayudar a mantener la calidad de dicha proteína durante su preparación.

6

Comparativa del contenido de proteína de un menú tipo omnívoro, vegetariano y vegano

En este apartado, se presentan 3 tipos de menús semanales de distintos patrones de alimentación: uno omnívoro, uno vegetariano y uno vegano. Entre ellos, se han realizado cambios mínimos en función de la fuente proteica consumida. Como se puede observar, en los tres casos, tanto la cantidad de proteínas como la de los otros dos macronutrientes principales (carbohidratos y lípidos) se corresponde con las recomendaciones estipuladas por la OMS y la Agencia Española de Seguridad Alimentaria y Nutrición (AESAN) [138, 139].

Vegano	Lunes	Martes	Miércoles	Jueves	Viernes
Desayuno	Porridge de avena (60 g de avena + bebida de soja 250 ml + cacao en polvo) con fruta y crema de cacahuete (10 g) Infusión	Tostada (80 g) con aguacate (50 g) y queso vegano (60 g) Café con bebida vegetal (150 g) Fruta	Tostada (80 g) con aguacate (40 g), aceite de oliva virgen (5 g) y tomate (150 g) Café con bebida vegetal (150 g) Fruta	Bowl de yogur vegetal (200 g) con fruta, avena (40 g) y crema de cacahuete (15 g) Infusión o café	Tostada (70 g) con hummus (100 g) y semillas de sésamo (5 g) Fruta cítrica Café con bebida vegetal (120 g)
Snack 1	Tortitas de arroz (20 g) con aguacate (30 g) Fruta	Yogur vegetal (150 g) con avena (30 g) Fruta	Nueces (15 g) Fruta	Palitos de zanahoria con hummus (80 g)	Yogur vegetal (150 g) con avena (30 g) Fruta
Comida	Ensalada de lentejas (70 g en seco) y quinoa (40 g en seco) (lechuga + tomate + cebolla + encurtidos + maíz + zanahoria) Fruta cítrica	Vainas con patata (250 g) Sustituto de pollo (100 g) salteado con lechuga y cebolla Fruta	Ensalada de pasta (70 g) (o pasta de legumbre) con tofu (100 g) (lechuga, tomate, maíz, zanahoria, remolacha, tofu y pasta) Fruta cítrica	Garbanzos (70 g en seco) con verduras y quinoa (40 g en seco) Fruta cítrica	Lasaña de verduras (cebolla, zanahoria, pimientos, calabacín y berenjena) y soja texturizada (40 g) Fruta
Snack 2	Yogur vegetal (150 g) con fruta y nueces (20 g)	Hummus (50 g) con palitos de zanahoria Infusión/café	Yogur (150 g), avena (30 g) y fruta	Tortitas de arroz (20 g) con queso vegano (60 g) Fruta	Nueces (20 g) y fruta

110

Vegano	Lunes	Martes	Miércoles	Jueves	Viernes
Cena	Escalibada de verduras con tofu ahumado (150 g) a la plancha y patata (200 g) Infusión/yogur vegetal	Falafel de garbanzos (200 g) con pisto o verduras a la plancha Infusión/yogur vegetal	Crema de calabaza, patata (250 g) y verduras con semillas de sésamo Hamburguesa vegetal (150 g) con pimientos del Piquillo Infusión/yogur vegetal	Ensalada de tomate y aguacate (40 g) Seitán (200 g) a la plancha con patata (150 g) y pimientos Infusión/yogur vegetal	Tacos de verduras salteadas con sustituto de pollo (100 g), queso vegano (20 g) y guacamole Infusión/yogur vegetal
Carbohidratos (g)	275,56	269,13	255,59	260,79	265,16
Proteínas (g)	91,23	96,71	96,40	107,31	103,34
Lípidos (g)	79,47	70,39	76,63	75,91	79,28
Fibra (g)	52,50	73,90	44,30	63,60	57,80
Kcal	2195,63	2106,69	2113,14	2164,33	2197,83

Vegetariano	Lunes	Martes	Miércoles	Jueves	Viernes
Desayuno	Porridge de avena (60 g de avena + bebida de soja 250 ml + cacao en polvo) con plátano y crema de cacahuete (15 g) Infusión	Tostada (80 g) con aguacate (50 g) y queso fresco (60 g) Café con leche Fruta	Tostada (80 g) con aguacate (60 g) y huevo Café con leche Fruta	Bowl de yogur (150 g) con fruta, avena (40 g) y crema de cacahuete (5 g) Infusión o café	Mugcake de huevo, plátano y cacao puro Café con leche Fruta
Snack 1	Tortitas de arroz (30 g) con queso fresco (60 g) y fruta	Tortitas (20 g) de arroz, nueces (15 g) y fruta	Yogur natural (125 g) con avena (30 g) y fruta	Palitos de zanahoria con hummus (80 g) y fruta	Yogur natural (125 g) con avena (30 g) y fruta
Comida	Ensalada (lechuga, cebolla, tomate y zanahoria) con huevo cocido Lentejas (80 g en seco) con verduras Fruta cítrica	Vainas con patata (250 g) Sustituto de pollo (150 g) salteado con lechuga y cebolla Fruta	Ensalada de pasta (70 g en seco) y queso fresco (100 g) (lechuga, tomate, maíz, zanahoria, remolacha, queso y pasta) Fruta cítrica	Garbanzos (80 g) con verduras y huevo cocido Fruta cítrica	Lasaña (pasta 70 g en seco) de verduras (cebolla, zanahoria, pimientos, calabacín y berenjena) y soja texturizada (150 g cocida) Fruta
Snack 2	Yogur (125 g) con fruta y avena (60 g)	Hummus (80 g) con palitos de zanahoria Fruta	Fruta y nueces (15 g)	Tostada (40 g) con queso Castellano (20 g) Fruta	Hummus (70 g) con palitos de zanahoria Fruta

Vegetariano	Lunes	Martes	Miércoles	Jueves	Viernes
Cena	Escalibada de verduras con tofu ahumado (150 g) a la plancha y patata (200 g) Infusión/yogur	Tortilla (2 huevos) de calabacín y champiñones con espárragos verdes a la plancha Infusión/yogur	Crema de calabaza, patata (200 g) y verduras con semillas Hamburguesa vegetal (150 g) con pimientos del Piquillo Infusión/yogur	Ensalada de tomate y aguacate (50 g) Seitán (150 g) a la plancha con patata (200 g) y pimientos Infusión/yogur	Tacos de verduras salteadas con sustituto de pollo (130 g), queso (15 g) y guacamole (40 g) Infusión/yogur
Carbohidratos (g)	289,59	232,96	255,10	266,09	257,01
Proteínas (g)	98,36	94,22	91,16	98,35	101,46
Lípidos (g)	65,78	74,16	70,20	78,72	77,61
Fibra (g)	52,50	48,00	45,40	61,70	55,60
Kcal	2154,44	1980,38	2021,60	2169,65	2135,55

Omnívoro	Lunes	Martes	Miércoles	Jueves	Viernes
Desayuno	Porridge de avena (60 g de avena + 250 ml de leche + cacao en polvo) con plátano y crema de cacahuete (5 g) Infusión	Tostada (80 g) con pavo (20 g) y queso fresco (60 g) Café con leche (150 g) Fruta	Tostada (80 g) con tomate, aceite de oliva y jamón (20 g) Café con leche (100 g) Fruta	Bowl de yogur (250 g) con fruta, avena (40 g) y crema de cacahuete (5 g) Infusión o café	Tostada (80 g) con aguacate (50 g) y huevo Café con leche (125 g) Fruta
Snack 1	Tortitas de arroz (20 g) con tomate y jamón (20 g) Fruta	Yogur natural (125 g) con avena (30 g) y fruta	Nueces (15 g) y fruta	Palitos de zanahoria con hummus (80 g) y fruta	Yogur natural (125 g) con avena (30 g) y fruta
Comida	Ensalada (lechuga, cebolla, tomate y zanahoria) con huevo cocido Lentejas (80 g) con verduras Fruta cítrica	Vainas con patata (300 g) Muslo de pollo (120 g) asado con lechuga y cebolla Fruta	Ensalada de pasta (70 g en seco) y queso fresco (100 g) (lechuga, tomate, cebolla, zanahoria, remolacha, queso y pasta) Fruta cítrica	Garbanzos (80 g en seco) con verduras y huevo cocido Fruta cítrica	Brócoli al vapor con patata o boniato (250 g) Bacalao (120 g) en salsa verde Fruta
Snack 2	Yogur (125 g) con fruta y nueces (20 g)	Hummus (80 g) con palitos de zanahoria Fruta	Yogur natural (125 g) con avena (30 g) y fruta	Tostada (40 g) con queso Castellano (20 g) Fruta	Nueces (15 g) Fruta

Omnívoro	Lunes	Martes	Miércoles	Jueves	Viernes
Cena	Escalibada de verduras con merluza (120 g) y patata (250 g) Infusión/yogur	Tortilla (2 huevos) de calabacín y champiñones con espárragos verdes a la plancha Infusión/yogur	Crema de calabaza, patata (250 g) y verduras Hamburguesa de pollo/pavo (120 g) con pimientos del Piquillo Infusión/yogur	Ensalada de tomate y aguacate (50 g) Lubina (120 g) con patata (150 g) y pimientos Infusión/yogur	Tacos con verduras salteadas pechuga de pollo (120 g) y guacamole (20 g) Infusión/yogur
Carbohidratos (g)	285,49	252,76	272,80	265,79	247,94
Proteínas (g)	110,25	112,33	97,21	105,29	107,77
Lípidos (g)	66,56	59,20	62,50	72,11	62,84
Fibra (g)	52,60	50,60	47,30	61,80	44,20
Kcal	2003,88	1997,80	2049,00	2137,8	1992,35

Los menús diseñados oscilan entre 1900 y 2200 kcal, con una distribución energética del 50 % de carbohidratos, 30-35 % de lípidos y 15-20 % de proteínas. Es importante mencionar que las frutas y verduras que se plantean en los menús deberían de ser modificadas según la estación en que se encuentran (primavera-verano-otoño-invierno); para ello es importante saber cuáles son las frutas y verduras de temporada (esta información se puede obtener de la guía *Avanzando hacia una alimentación más sostenible*).

Las cantidades de las ingestas están representadas por ración [140] y en las comidas principales (comida y cena) se tiene en cuenta una ración de pan (integral) y una ración de aceite de oliva virgen extra que se utiliza para aderezar o cocinar.

7

Bibliografía

[1]   Hayes M. Bioactive Peptides in Preventative Healthcare: An Overview of Bioactivities and Suggested Methods to Assess Potential Applications. Curr Pharm Des [Internet]. 2021 Jan 26 [cited 2024 Sep 9]; 27(11): 1332-41. Available from: https://pubmed.ncbi.nlm.nih.gov/33550961/

[2]   Akbarian M, Khani A, Eghbalpour S, Uversky VN. Bioactive Peptides: Synthesis, Sources, Applications, and Proposed Mechanisms of Action. International Journal of Molecular Sciences 2022, Vol. 23, Page 1445 [Internet]. 2022 Jan 27 [cited 2024 Sep 9]; 23(3): 1445. Available from: https://www.mdpi.com/1422-0067/23/3/1445/htm

[3]   Tratado de nutrición y alimentación - Dialnet [Internet]. [cited 2024 Sep 9]. Available from: https://dialnet.unirioja.es/servlet/libro?codigo=924193

[4]   Dietary protein quality evaluation in human nutrition Report of an FAO Expert Consultation.

[5]   Quesada D, Gómez G. ¿Proteínas de origen vegetal o de origen animal?: Una mirada a su impacto sobre la salud y el medio ambiente. Revista de Nutrición Clínica y Metabolismo [Internet]. 2019 May 1 [cited 2024 Sep 9]; 2(1): 79-86. Available from: https://revistanutricionclinicametabolismo.org/index.php/nutricionclinicametabolismo/article/view/102

[6]   Rodriguez Rivera B, Simón Magro E. Bromatologia. 2006 [cited 2024 Sep 9]; Available from: https://dialnet.unirioja.es/servlet/libro?codigo=884439

[7]   BOE-A-2002-24908 Real Decreto 1324/2002, de 13 de diciembre, por el que se modifica la norma general de etiquetado, presentación y publicidad de los productos alimenticios, aprobada por el Real Decreto 1334/1999, de 31 de julio. [Internet]. [cited 2024 Sep 9]. Available from: https://www.boe.es/buscar/doc.php?id=BOE-A-2002-24908

[8]   Rodríguez Rivera VM, Albisu Aguado M, Simón Magro E. Bases de la alimentación humana. Elsevier Doyma [Internet]. 2008 [cited 2024 Sep 9]; 220. Available from: https://dialnet.unirioja.es/servlet/libro?codigo=394889

[9]   Ros Berruezo GF, Martínez Graciá M del C. Calidad y composición nutritiva de la carne, el pescado y el marisco. Tratado de nutrición, Vol. 2, Tomo 2, 2005 (Composición y calidad nutritiva de los alimentos / María Dolores Ruiz López (ed lit)), ISBN 84-88336-12-8, págs 107-146 [Internet]. 2005 [cited 2024 Sep 9]; 107-46. Available from: https://dialnet.unirioja.es/servlet/articulo?codigo=8309863

[10]   Base de Datos BEDCA [Internet]. [cited 2024 Sep 9]. Available from: https://www.bedca.net/bdpub/

[11]   Glosario de Términos | CODEXALIMENTARIUS FAO-WHO [Internet]. [cited 2024 Sep 9]. Available from: https://www.fao.org/fao-who-codexalimentarius/codex-texts/dbs/vetdrugs/glossary/es/

[12]   Kiin-Kabari DB, Chibor BS. Protein digestibility and mineral bioavailability of some selected shellfish. Journal of Food Stability [Internet]. 2021 [cited 2024 Sep 9]; 4(1): 28-39. Available from: https://www.ajol.info/index.php/jfs/article/view/229163

[13]   Alexander DD, Miller PE, Vargas AJ, Weed DL, Cohen SS. Meta-analysis of Egg Consumption and Risk of Coronary Heart Disease and Stroke. J Am Coll Nutr [Internet]. 2016 Nov 16 [cited 2024 Sep 9]; 35(8): 704-16. Available from: https://pubmed.ncbi.nlm.nih.gov/27710205/

[14]   Godos J, Micek A, Brzostek T, Toledo E, Iacoviello L, Astrup A, *et al.* Egg consumption and cardiovascular risk: a dose-responce meta-analysis of prospective cohort studies. Eur J Nutr [Internet]. 2021 Jun 1 [cited 2024 Sep 9]; 60(4): 1833. Available from: /pmc/articles/PMC8137614/

[15] Macarulla Arenaza MT. Manual de prácticas de nutrición [Internet]. [cited 2024 Sep 9]. Available from: https://web-argitalpena.adm.ehu.es/listaproductos.asp?IdProducts=UCH00163132

[16] Ruiz López MD, Moreno-Torres Herrera R. Huevos y ovoproductos. Tratado de nutrición, Vol. 2, Tomo 2, 2005 (Composición y calidad nutritiva de los alimentos / María Dolores Ruiz López (ed lit)), ISBN 84-88336-12-8, págs 147-176 [Internet]. 2005 [cited 2024 Sep 9]; 147-76. Available from: https://dialnet.unirioja.es/servlet/articulo?codigo=8311341

[17] Evaluación de la calidad de las proteínas en los alimentos calculando el escore de aminoácidos corregido por digestibilidad [Internet]. [cited 2024 Sep 9]. Available from: https://scielo.isciii.es/scielo.php?script=sci_arttext&pid=S0212-16112006000100009

[18] Echeverría Zudaire L, García Magán C, del Río Camacho G, Leganés Madrid O. Alergia a huevo de gallina. [cited 2024 Sep 9]; Available from: www.aeped.es/protocolos/

[19] Etapas en la elaboración del queso [Internet]. [cited 2024 Sep 9]. Available from: https://www.alimentosdespana.es/es/estrategia-alimentos-espana/gastronomia/bloc/quesos/detalle/etapas-elaboracion-queso.aspx

[20] Open food facts [Internet]. [cited 2024 Sep 10]. Available from: https://es.openfoodfacts.org/

[21] Marisney M, Dianys R, Aldo H, Yamilka R, Ailin M. Evaluación de parámetros físico-químicos y microbiológicos de un coagulante lácteo de estómago de cerdo. Revista de Salud Animal [Internet]. 2019 [cited 2024 Sep 9]; Available from: https://www.editorialacribia.com/libro/lactologia-industrial_53969/

[22] Baró Rodríguez L, Lara Villoslada F, Corral Román E. Leche y derivados lácteos. Tratado de nutrición, Vol. 2, 2010 (Composición y calidad nutritiva de los alimentos / María Dolores Ruiz López (aut)), ISBN 978-84-9835-347-1, págs 1-26 [Internet]. 2010 [cited 2024 Sep 9]; 1-26. Available from: https://dialnet.unirioja.es/servlet/articulo?codigo=7128530

[23] Miller GD, Jarvis JK, McBean LD. Handbook of Dairy Foods and Nutrition. Handbook of Dairy Foods and Nutrition [Internet]. 2006 Dec 15 [cited 2024 Sep 9]; Available from: https://www.taylorfrancis.com/books/mono/10.1201/9781420004311/handbook-dairy-foods-nutrition-gregory-miller-judith-jarvis-lois-mcbean

[24]   Poveda E. E. Suero lácteo, generalidades y potencial uso como fuente de calcio de alta biodisponibilidad. Revista chilena de nutrición [Internet]. 2013 Dec [cited 2024 Sep 9]; 40(4): 397-403. Available from: http://www.scielo.cl/scielo.php?script=sci_arttext&pid=S0717-75182013000400011&lng=es&nrm=iso&tlng=es

[25]   Bhat ZF, Morton JD, El-Din A. Bekhit A, Kumar S, Bhat HF. Processing technologies for improved digestibility of milk proteins. Trends Food Sci Technol. 2021 Dec 1; 118: 1-16.

[26]   Rangel AHDN, Sales DC, Urbano SA, Galvão JGB, de Andrade Neto JC, Macêdo C de S. Lactose intolerance and cow's milk protein allergy. Food Science and Technology [Internet]. 2016 Jan 19 [cited 2024 Sep 9]; 36(2): 179-87. Available from: https://www.scielo.br/j/cta/a/7H9sz75JvFs9gNYqysgZ68H/

[27]   Jianqin S, Leiming X, Lu X, Yelland GW, Ni J, Clarke AJ. Effects of milk containing only A2 beta casein versus milk containing both A1 and A2 beta casein proteins on gastrointestinal physiology, symptoms of discomfort, and cognitive behavior of people with self-reported intolerance to traditional cows' milk. Nutr J [Internet]. 2016 Apr 2 [cited 2024 Sep 9]; 15(1): 1-16. Available from: https://nutritionj.biomedcentral.com/articles/10.1186/s12937-016-0147-z

[28]   Ramakrishnan M, Eaton TK, Sermet OM, Savaiano DA. Milk Containing A2 β-Casein ONLY, as a Single Meal, Causes Fewer Symptoms of Lactose Intolerance than Milk Containing A1 and A2 β-Caseins in Subjects with Lactose Maldigestion and Intolerance: A Randomized, Double-Blind, Crossover Trial. Nutrients [Internet]. 2020 Dec 1 [cited 2024 Sep 9]; 12(12): 1-15. Available from: https://pubmed.ncbi.nlm.nih.gov/33348621/

[29]   Ramakrishnan M, Zhou X, Dydak U, Savaiano DA. Gastric Emptying of New-World Milk Containing A1 and A2 β-Casein Is More Rapid as Compared to Milk Containing Only A2 β-Casein in Lactose Maldigesters: A Randomized, Cross-Over Trial Using Magnetic Resonance Imaging. Nutrients [Internet]. 2023 Feb 1 [cited 2024 Sep 9]; 15(4). Available from: https://pubmed.ncbi.nlm.nih.gov/36839159/

[30]   Jiménez-Montenegro L, Alfonso L, Mendizabal JA, Urrutia O. Worldwide Research Trends on Milk Containing Only A2 β-Casein: A Bibliometric Study. Animals [Internet]. 2022 Aug 1 [cited 2024 Sep 9]; 12(15). Available from: /pmc/articles/PMC9367265/

[31] Hughes J, Pearson E, Grafenauer S. Legumes -A Comprehensive Exploration of Global Food-Based Dietary Guidelines and Consumption. Nutrients 2022, Vol. 14, Page 3080 [Internet]. 2022 Jul 27 [cited 2024 Sep 9]; 14(15): 3080. Available from: https://www.mdpi.com/2072-6643/14/15/3080/htm

[32] HEALTHY AND SUSTAINABLE DIETARY RECOMMENDATIONS supplemented with physical activity recommendations for the Spanish population EAT HEALTHY, MOVE AND TAKE CARE OF YOUR PLANET. 2022;

[33] Variedades [Internet]. [cited 2024 Sep 9]. Available from: https://www.alimentosdespana.es/es/estrategia-alimentos-espana/gastronomia/bloc/legumbres/detalle/definicion-y-variedades.aspx

[34] Samtiya M, Aluko RE, Dhewa T. Plant food anti-nutritional factors and their reduction strategies: an overview. Food Production, Processing and Nutrition 2020 2:1 [Internet]. 2020 Mar 6 [cited 2024 Sep 9]; 2(1): 1-14. Available from: https://fppn.biomedcentral.com/articles/10.1186/s43014-020-0020-5

[35] Zhang J, Liu L, Liu H, Yoon A, Rizvi SSH, Wang Q. Changes in conformation and quality of vegetable protein during texturization process by extrusion. Crit Rev Food Sci Nutr [Internet]. 2019 Nov 13 [cited 2024 Sep 9]; 59(20): 3267-80. Available from: https://www.tandfonline.com/doi/abs/10.1080/10408398.2018.1487383

[36] Li L, Huang Y, Liu Y, Xiong Y, Wang X, Tong L, et al. Relationship between Soybean Protein Isolate and Textural Properties of Texturized Vegetable Protein. Molecules [Internet]. 2023 Nov 1 [cited 2024 Sep 9]; 28(22): 7465. Available from: https://www.mdpi.com/1420-3049/28/22/7465/htm

[37] Capítulo 26: Cereales, raíces feculentas y otros alimentos con alto contenido de carbohidratos [Internet]. [cited 2024 Sep 9]. Available from: https://www.fao.org/4/W0073S/w0073s0u.htm

[38] Safdar LB, Foulkes MJ, Kleiner FH, Searle IR, Bhosale RA, Fisk ID, et al. Challenges facing sustainable protein production: Opportunities for cereals. Plant Commun [Internet]. 2023 Nov 13 [cited 2024 Sep 9]; 4(6). Available from: https://pubmed.ncbi.nlm.nih.gov/37710958/

[39] Biesiekierski JR, Jessica Biesiekierski CR. What is gluten? J Gastroenterol Hepatol [Internet]. 2017 Mar 1 [cited 2024 Sep 9]; 32: 78-81. Available from: https://onlinelibrary.wiley.com/doi/full/10.1111/jgh.13703

[40]   Žilić S, Barać M, Pešić M, Dodig D, Ignjatović-Micić D. Charac-
       terization of Proteins from Grain of Different Bread and Durum
       Wheat Genotypes. International Journal of Molecular Sciences
       2011, Vol. 12, Pages 5878-5894 [Internet]. 2011 Sep 14 [cited
       2024 Sep 9]; 12(9): 5878-94. Available from: https://www.mdpi.
       com/1422-0067/12/9/5878/htm

[41]   Poutanen KS, Kårlund AO, Gómez-Gallego C, Johansson DP,
       Scheers NM, Marklinder IM, et al. Grains – a major source of
       sustainable protein for health. Nutr Rev [Internet]. 2022 Jun 1
       [cited 2024 Sep 9]; 80(6): 1648. Available from: /pmc/articles/
       PMC9086769/

[42]   Maize in human nutrition - Comparison of nutritive value of com-
       mon maize and quality protein maize [Internet]. [cited 2024
       Sep 9]. Available from: https://www.fao.org/4/t0395e/T0395E0a.
       htm#Quality%20protein%20maize

[43]   Xinkang L, Chunmin G, Lin W, Liting J, Xiangjin F, Qinlu L, et al.
       Rice Storage Proteins: Focus on Composition, Distribution, Ge-
       netic Improvement and Effects on Rice Quality. Rice Sci. 2023
       May 1; 30(3): 207-21.

[44]   Rafique H, Dong R, Wang X, Alim A, Aadil RM, Li L, et al. Die-
       tary-Nutraceutical Properties of Oat Protein and Peptides. Front
       Nutr [Internet]. 2022 Jul 5 [cited 2024 Sep 9]; 9. Available from:
       https://pubmed.ncbi.nlm.nih.gov/35866075/

[45]   Mota C, Santos M, Mauro R, Samman N, Matos AS, Torres D,
       et al. Protein content and amino acids profile of pseudocereals.
       Food Chem. 2016 Feb 15; 193: 55-61.

[46]   Jin J, Ohanenye IC, Udenigwe CC. Buckwheat proteins: functio-
       nality, safety, bioactivity, and prospects as alternative plant-based
       proteins in the food industry. Crit Rev Food Sci Nutr [Internet].
       2022 [cited 2024 Sep 9]; 62(7): 1752-64. Available from: https://
       www.tandfonline.com/doi/abs/10.1080/10408398.2020.1847027

[47]   Wei YM, Hu XZ, Zhang GQ, Ouyang SH. Studies on the amino
       acid and mineral content of buckwheat protein fractions. Food /
       Nahrung [Internet]. 2003 Apr 1 [cited 2024 Sep 9]; 47(2): 114-6.
       Available from: https://onlinelibrary.wiley.com/doi/full/10.1002/
       food.200390020

[48]   Borgonovi SM, Chiarello E, Pasini F, Picone G, Marzocchi S, Ca-
       pozzi F, et al. Effect of Sprouting on Biomolecular and Antioxi-

dant Features of Common Buckwheat (Fagopyrum esculentum). Foods [Internet]. 2023 May 1 [cited 2024 Sep 9]; 12(10): 2047. Available from: https://www.mdpi.com/2304-8158/12/10/2047/htm

[49]   Wronkowska M, Piskuła MK, Zieliński H. Effect of roasting time of buckwheat groats on the formation of Maillard reaction products and antioxidant capacity. Food Chem. 2016 Apr 1; 196: 355-8.

[50]   Alasalvar C, Chang SK, Bolling B, Oh WY, Shahidi F. Specialty seeds: Nutrients, bioactives, bioavailability, and health benefits: A comprehensive review. Compr Rev Food Sci Food Saf [Internet]. 2021 May 1 [cited 2024 Sep 9]; 20(3): 2382-427. Available from: https://onlinelibrary.wiley.com/doi/full/10.1111/1541-4337.12730

[51]   Grancieri M, Martino HSD, Gonzalez de Mejia E. Chia Seed (Salvia hispanica L.) as a Source of Proteins and Bioactive Peptides with Health Benefits: A Review. Compr Rev Food Sci Food Saf [Internet]. 2019 Mar 1 [cited 2024 Sep 9]; 18(2): 480-99. Available from: https://onlinelibrary.wiley.com/doi/full/10.1111/1541-4337.12423

[52]   Mohammed SG, Qoronfleh MW. Nuts. Adv Neurobiol [Internet]. 2020 [cited 2024 Sep 9]; 24: 395-419. Available from: https://pubmed.ncbi.nlm.nih.gov/32006366/

[53]   Souza RGM, Gomes AC, Naves MMV, Mota JF. Nuts and legume seeds for cardiovascular risk reduction: scientific evidence and mechanisms of action. Nutr Rev [Internet]. 2015 Jun 1 [cited 2024 Sep 9]; 73(6): 335-47. Available from: https://dx.doi.org/10.1093/nutrit/nuu008

[54]   Brufau G, Boatella J, Rafecas M. Nuts: source of energy and macronutrients. Br J Nutr [Internet]. 2006 [cited 2024 Sep 9]; 96 Suppl 2 (SUPPL. 2). Available from: https://pubmed.ncbi.nlm.nih.gov/17125529/

[55]   Smetana S, Bhatia A, Batta U, Mouhrim N, Tonda A. Environmental impact potential of insect production chains for food and feed in Europe. Animal Frontiers [Internet]. 2023 Aug 14 [cited 2024 Sep 10]; 13(4): 112-20. Available from: https://dx.doi.org/10.1093/af/vfad033

[56]   REGLAMENTO (UE) 2015/ 2283 DEL PARLAMENTO EUROPEO Y DEL CONSEJO - de 25 de noviembre de 2015 - relativo a los nuevos alimentos, por el que se modifica el Reglamento (UE) no 1169/ 2011 del Parlamento Europeo y del Consejo y se dero-

gan el Reglamento (CE) n.º 258/ 97 del Parlamento Europeo y del Consejo y el Reglamento (CE) no 1852/ 2001 de la Comisión.

[57]   Cámara Hurtado MM, Conchello Moreno P, Daschner Á, González Fandos E, Palop Gómez A, Rodríguez Lázaro D, *et al*. Informe del Comité Científico de la Agencia Española de Consumo, Seguridad Alimentaria y Nutrición (AECOSAN) en relación a los riesgos microbiológicos y alergénicos asociados al consumo de insectos. Revista del Comité Científico de la AESAN, ISSN 1885-6586, n.º 27, 2018, págs 11-40 [Internet]. 2018 [cited 2024 Sep 10]; (27): 11-40. Available from: https://dialnet.unirioja.es/servlet/articulo?codigo=6539739&info=resumen&idioma=ENG

[58]   Looking at edible insects from a food safety perspective. Looking at edible insects from a food safety perspective. 2021 Apr 9;

[59]   Oonincx DGAB, Finke MD. Nutritional value of insects and ways to manipulate their composition. https://doi.org/103920/JIFF20200050 [Internet]. 2020 Nov 27 [cited 2024 Sep 10]; 7(5): 639-59. Available from: https://www.wageningenacademic.com/doi/10.3920/JIFF2020.0050

[60]   Kim TK, Yong HI, Kim YB, Kim HW, Choi YS. Edible Insects as a Protein Source: A Review of Public Perception, Processing Technology, and Research Trends. Food Sci Anim Resour [Internet]. 2019 [cited 2024 Sep 10]; 39(4): 521-40. Available from: https://pubmed.ncbi.nlm.nih.gov/31508584/

[61]   Costa S, Pedro S, Lourenço H, Batista I, Teixeira B, Bandarra NM, *et al*. Evaluation of Tenebrio molitor larvae as an alternative food source. NFS Journal. 2020 Nov 1; 21: 57-64.

[62]   Mariod AA. Nutrient composition of mealworm (Tenebrio molitor). African Edible Insects As Alternative Source of Food, Oil, Protein and Bioactive Components [Internet]. 2020 Jan 1 [cited 2024 Sep 10]; 275-80. Available from: https://link.springer.com/chapter/10.1007/978-3-030-32952-5_20

[63]   Clarkson C, Mirosa M, Birch J. Potential of Extracted Locusta Migratoria Protein Fractions as Value-Added Ingredients. Insects 2018, Vol. 9, Page 20 [Internet]. 2018 Feb 9 [cited 2024 Sep 10]; 9(1): 20. Available from: https://www.mdpi.com/2075-4450/9/1/20/htm

[64]   Janssen RH, Vincken JP, Van Den Broek LAM, Fogliano V, Lakemond CMM. Nitrogen-to-Protein Conversion Factors for

Three Edible Insects: Tenebrio molitor, Alphitobius diaperinus, and Hermetia illucens. J Agric Food Chem [Internet]. 2017 Mar 22 [cited 2024 Sep 10]; 65(11): 2275-8. Available from: https://pubs.acs.org/doi/full/10.1021/acs.jafc.7b00471

[65] Ye Y, Zhou J, Guan X, Sun X. Commercialization of cultured meat products: Current status, challenges, and strategic prospects. Future Foods. 2022 Dec 1; 6: 100177.

[66] Louis F, Furuhashi M, Yoshinuma H, Takeuchi S, Matsusaki M. Mimicking Wagyu beef fat in cultured meat: Progress in edible bovine adipose tissue production with controllable fatty acid composition. Mater Today Bio. 2023 Aug 1; 21: 100720.

[67] Broucke K, Van Pamel E, Van Coillie E, Herman L, Van Royen G. Cultured meat and challenges ahead: A review on nutritional, technofunctional and sensorial properties, safety and legislation. Meat Sci [Internet]. 2023 Jan 1 [cited 2024 Sep 10]; 195. Available from: https://pubmed.ncbi.nlm.nih.gov/36274374/

[68] Fraeye I, Kratka M, Vandenburgh H, Thorrez L. Sensorial and Nutritional Aspects of Cultured Meat in Comparison to Traditional Meat: Much to Be Inferred. Front Nutr [Internet]. 2020 Mar 24 [cited 2024 Sep 10]; 7: 520512. Available from: www.frontiersin.org

[69] Raghukumar S. Fungi: Characteristics and Classification. Fungi in Coastal and Oceanic Marine Ecosystems [Internet]. 2017 [cited 2024 Sep 10]; 1-15. Available from: https://link.springer.com/chapter/10.1007/978-3-319-54304-8_1

[70] Derbyshire EJ, Delange J. Fungal Protein – What Is It and What Is the Health Evidence? A Systematic Review Focusing on Mycoprotein. Front Sustain Food Syst [Internet]. 2021 Feb 18 [cited 2024 Sep 10]; 5: 581682. Available from: www.frontiersin.org

[71] Derbyshire E. Fungal-Derived Mycoprotein and Health across the Lifespan: A Narrative Review. Journal of Fungi 2022, Vol. 8, Page 653 [Internet]. 2022 Jun 22 [cited 2024 Sep 10]; 8(7): 653. Available from: https://www.mdpi.com/2309-608X/8/7/653/htm

[72] Finnigan TJA, Wall BT, Wilde PJ, Stephens FB, Taylor SL, Freedman MR. Mycoprotein: The Future of Nutritious Nonmeat Protein, a Symposium Review. Curr Dev Nutr. 2019 Jun 1; 3(6): nzz021.

[73] Jach ME, Serefko A. Nutritional Yeast Biomass: Characterization and Application. Diet, Microbiome and Health. 2018 Jan 1; 237-70.

[74]   Bocanegra A, Macho-González A, Garcimartín A, Benedí J, Sánchez-Muniz FJ. Whole Alga, Algal Extracts, and Compounds as Ingredients of Functional Foods: Composition and Action Mechanism Relationships in the Prevention and Treatment of Type-2 Diabetes Mellitus. International Journal of Molecular Sciences 2021, Vol. 22, Page 3816 [Internet]. 2021 Apr 7 [cited 2024 Sep 10]; 22(8): 3816. Available from: https://www.mdpi.com/1422-0067/22/8/3816/htm

[75]   Espinosa-Ramírez J, Mondragón-Portocarrero AC, Rodríguez JA, Lorenzo JM, Santos EM. Algae as a potential source of protein meat alternatives. Front Nutr. 2023 Sep 7; 10: 1254300.

[76]   Bleakley S, Hayes M. Algal Proteins: Extraction, Application, and Challenges Concerning Production. Foods 2017, Vol. 6, Page 33 [Internet]. 2017 Apr 26 [cited 2024 Sep 10]; 6(5): 33. Available from: https://www.mdpi.com/2304-8158/6/5/33/htm

[77]   Singh R, Gautam N, Mishra A, Gupta R. Heavy metals and living systems: An overview. Indian J Pharmacol [Internet]. 2011 Jun [cited 2024 Sep 10]; 43(3): 246-53. Available from: https://pubmed.ncbi.nlm.nih.gov/21713085/

[78]   Castro LHA, de Araújo FHS, Olimpio MYM, Primo RB de B, Pereira TT, Lopes LAF, et al. Comparative Meta-Analysis of the Effect of Concentrated, Hydrolyzed, and Isolated Whey Protein Supplementation on Body Composition of Physical Activity Practitioners. Nutrients 2019, Vol. 11, Page 2047 [Internet]. 2019 Sep 2 [cited 2024 Sep 10]; 11(9): 2047. Available from: https://www.mdpi.com/2072-6643/11/9/2047/htm

[79]   Liu J, Klebach M, Visser M, Hofman Z. Amino Acid Availability of a Dairy and Vegetable Protein Blend Compared to Single Casein, Whey, Soy, and Pea Proteins: A Double-Blind, Cross-Over Trial. Nutrients [Internet]. 2019 Nov 1 [cited 2024 Sep 10]; 11(11). Available from: /pmc/articles/PMC6893549/

[80]   Trommelen J, van Loon LJC. Pre-Sleep Protein Ingestion to Improve the Skeletal Muscle Adaptive Response to Exercise Training. Nutrients [Internet]. 2016 Dec 1 [cited 2024 Sep 10]; 8(12). Available from: https://pubmed.ncbi.nlm.nih.gov/27916799/

[81]   Jäger R, Kerksick CM, Campbell BI, Cribb PJ, Wells SD, Skwiat TM, et al. International Society of Sports Nutrition Position Stand: protein and exercise. J Int Soc Sports Nutr [Internet].

2017 Jun 20 [cited 2024 Sep 10]; 14(1). Available from: https://pubmed.ncbi.nlm.nih.gov/28642676/

[82] Meena GS, Singh AK, Panjagari NR, Arora S. Milk protein concentrates: opportunities and challenges. J Food Sci Technol [Internet]. 2017 Sep 1 [cited 2024 Sep 10]; 54(10): 3010-24. Available from: https://link.springer.com/article/10.1007/s13197-017-2796-0

[83] Burd NA. Whey protein. Nutritional Supplements in Sport, Exercise and Health: An A-Z Guide. 2015 Apr 17; 279-80.

[84] Morgan PT, Breen L. The role of protein hydrolysates for exercise-induced skeletal muscle recovery and adaptation: a current perspective. Nutr Metab (Lond) [Internet]. 2021 Dec 1 [cited 2024 Sep 10]; 18(1). Available from: https://pubmed.ncbi.nlm.nih.gov/33882976/

[85] Hodgkinson SM, Montoya CA, Scholten PT, Rutherfurd SM, Moughan PJ. Cooking Conditions Affect the True Ileal Digestible Amino Acid Content and Digestible Indispensable Amino Acid Score (DIAAS) of Bovine Meat as Determined in Pigs. J Nutr [Internet]. 2018 Oct 1 [cited 2024 Sep 10]; 148(10): 1564-9. Available from: https://pubmed.ncbi.nlm.nih.gov/30204886/

[86] Valenzuela PL, Mata F, Morales JS, Castillo-García A, Lucia A. Does Beef Protein Supplementation Improve Body Composition and Exercise Performance? A Systematic Review and Meta-Analysis of Randomized Controlled Trials. Nutrients 2019, Vol. 11, Page 1429 [Internet]. 2019 Jun 25 [cited 2024 Sep 10]; 11(6): 1429. Available from: https://www.mdpi.com/2072-6643/11/6/1429/htm

[87] Tang JE, Moore DR, Kujbida GW, Tarnopolsky MA, Phillips SM. Ingestion of whey hydrolysate, casein, or soy protein isolate: Effects on mixed muscle protein synthesis at rest and following resistance exercise in young men. J Appl Physiol [Internet]. 2009 Sep [cited 2024 Sep 10]; 107(3): 987-92. Available from: https://journals.physiology.org/doi/10.1152/japplphysiol.00076.2009

[88] van den Berg LA, Mes JJ, Mensink M, Wanders AJ. Protein quality of soy and the effect of processing: A quantitative review. Front Nutr. 2022 Sep 27; 9: 1004754.

[89] Lu ZX, He JF, Zhang YC, Bing DJ. Composition, physicochemical properties of pea protein and its application in functio-

nal foods. Crit Rev Food Sci Nutr [Internet]. 2020 Aug 21 [cited 2024 Sep 10]; 60(15): 2593-605. Available from: https://www.tandfonline.com/doi/abs/10.1080/10408398.2019.1651248

[90]   Fabian C, Ju YH. A review on rice bran protein: its properties and extraction methods. Crit Rev Food Sci Nutr [Internet]. 2011 Oct [cited 2024 Sep 10]; 51(9): 816-27. Available from: https://pubmed.ncbi.nlm.nih.gov/21888532/

[91]   Alting AC, Pouvreau L, Giuseppin MLF, van Nieuwenhuijzen NH. Potato proteins. Handbook of Food Proteins. 2011 Jan 1; 316-34.

[92]   El-Sohaimy SA, Androsova NV, Toshev AD, El Enshasy HA. Nutritional Quality, Chemical, and Functional Characteristics of Hemp (Cannabis sativa ssp. sativa) Protein Isolate. Plants (Basel) [Internet]. 2022 Nov 1 [cited 2024 Sep 10]; 11(21). Available from: https://pubmed.ncbi.nlm.nih.gov/36365277/

[93]   Kenny Mary, Costarrica M de Lourdes. Directrices FAO/OMS para los gobiernos sobre la aplicación del sistema de APPCC en empresas alimentarias pequeñas y/o menos desarrolladas. 2007; 83.

[94]   Gorissen SHM, Crombag JJR, Senden JMG, Waterval WAH, Bierau J, Verdijk LB, et al. Protein content and amino acid composition of commercially available plant-based protein isolates. Amino Acids [Internet]. 2018 Dec 1 [cited 2024 Sep 10]; 50(12): 1685-95. Available from: https://link.springer.com/article/10.1007/s00726-018-2640-5

[95]   Nie C, He T, Zhang W, Zhang G, Ma X. Branched Chain Amino Acids: Beyond Nutrition Metabolism. International Journal of Molecular Sciences 2018, Vol. 19, Page 954 [Internet]. 2018 Mar 23 [cited 2024 Sep 10]; 19(4): 954. Available from: https://www.mdpi.com/1422-0067/19/4/954/htm

[96]   Ely IA, Phillips BE, Smith K, Wilkinson DJ, Piasecki M, Breen L, et al. A focus on leucine in the nutritional regulation of human skeletal muscle metabolism in ageing, exercise and unloading states. Clin Nutr [Internet]. 2023 Oct 1 [cited 2024 Sep 10]; 42(10): 1849-65. Available from: https://pubmed.ncbi.nlm.nih.gov/37625315/

[97]   Plotkin DL, Delcastillo K, Van Every DW, Tipton KD, Aragon AA, Schoenfeld BJ. Isolated Leucine and Branched-Chain Amino Acid Supplementation for Enhancing Muscular Strength and Hypertrophy: A Narrative Review. Int J Sport Nutr Exerc Metab [Internet]. 2021 [cited 2024 Sep 10]; 31(3): 292-301. Available from: https://pubmed.ncbi.nlm.nih.gov/33741748/

[98] NUTRICIÓN DEPORTIVA I ASKER JEUKENDRUP I Casa del Libro [Internet]. [cited 2024 Sep 10]. Available from: https://www.casadellibro.com/libro-nutricion-deportiva/9788416676798/9790954?srsltid=AfmBOoq_QEdjoGGHFBd5lLJ3JYwfQpl-JFn-RpD3hExtzebvnR-WIrnlb

[99] Baston Helen, Hall Jenny, Arranz Molinero Elena. Guías de enfermería obstétrica y materno-infantil. Volumen 1, Bases. 2018; 250.

[100] Sant P, De Déu J. UNIDAD DE ENFERMEDADES METABÓLI-CAS HEREDITARIAS-HOSPITAL SANT JOAN DE DÉU. [cited 2024 Sep 10]; Available from: www.guiametabolica.org

[101] Van Wegberg AMJ, MacDonald A, Ahring K, Bélanger-Quintana A, Blau N, Bosch AM, et al. The complete European guidelines on phenylketonuria: diagnosis and treatment. Orphanet Journal of Rare Diseases 2017 12:1 [Internet]. 2017 Oct 12 [cited 2024 Sep 10]; 12(1): 1-56. Available from: https://ojrd.biomedcentral.com/articles/10.1186/s13023-017-0685-2

[102] Guía práctica de nutrición en el embarazo - UPV/EHU [Internet]. [cited 2024 Sep 10]. Available from: https://www.ehu.eus/es/-/guia-practica-de-nutricion-en-el-embarazo

[103] Scientific Opinion on principles for deriving and applying Dietary Reference Values. EFSA Journal. 2016 May 23;8(3).

[104] Guía práctica de nutrición en la infancia - UPV/EHU [Internet]. [cited 2024 Sep 10]. Available from: https://www.ehu.eus/es/-/guia-practica-de-nutricion-en-la-infancia

[105] Rogeri PS, Zanella R, Martins GL, Garcia MDA, Leite G, Lugaresi R, et al. Strategies to Prevent Sarcopenia in the Aging Process: Role of Protein Intake and Exercise. Nutrients 2022, Vol. 14, Page 52 [Internet]. 2021 Dec 23 [cited 2024 Sep 10]; 14(1): 52. Available from: https://www.mdpi.com/2072-6643/14/1/52/htm

[106] Richter M, Baerlocher K, Bauer JM, Elmadfa I, Heseker H, Leschik-Bonnet E, et al. Revised Reference Values for the Intake of Protein. Ann Nutr Metab [Internet]. 2019 Apr 1 [cited 2024 Sep 10]; 74(3): 242-50. Available from: https://pubmed.ncbi.nlm.nih.gov/30904906/

[107] Putra C, Konow N, Gage M, York CG, Mangano KM. Protein Source and Muscle Health in Older Adults: A Literature Review. Nutrients 2021, Vol. 13, Page 743 [Internet]. 2021 Feb 26 [cited 2024 Sep 10]; 13(3): 743. Available from: https://www.mdpi.com/2072-6643/13/3/743/htm

[108] Guía práctica de alimentación para personas mayores [Internet]. [cited 2024 Sep 10]. Available from: https://web-argitalpena.adm.ehu.es/listaproductos.asp?IdProducts=UCH00187918&titulo=Gu%EDa%20pr%E1ctica%20de%20alimentaci%F3n%20para%20personas%20mayores

[109] Rizzoli R, Bischoff-Ferrari H, Dawson-Hughes B, Weaver C. Nutrition and bone health in women after the menopause. Womens Health (Lond) [Internet]. 2014 Nov 1 [cited 2024 Sep 10]; 10(6): 599-608. Available from: https://pubmed.ncbi.nlm.nih.gov/25482487/

[110] Vitale K, Getzin A. Nutrition and Supplement Update for the Endurance Athlete: Review and Recommendations. Nutrients [Internet]. 2019 Jun 1 [cited 2024 Sep 10]; 11(6). Available from: https://pubmed.ncbi.nlm.nih.gov/31181616/

[111] Stokes T, Hector AJ, Morton RW, McGlory C, Phillips SM. Recent Perspectives Regarding the Role of Dietary Protein for the Promotion of Muscle Hypertrophy with Resistance Exercise Training. Nutrients 2018, Vol. 10, Page 180 [Internet]. 2018 Feb 7 [cited 2024 Sep 10]; 10(2): 180. Available from: https://www.mdpi.com/2072-6643/10/2/180/htm

[112] Thomas DT, Erdman KA, Burke LM. Position of the Academy of Nutrition and Dietetics, Dietitians of Canada, and the American College of Sports Medicine: Nutrition and Athletic Performance. J Acad Nutr Diet [Internet]. 2016 Mar 1 [cited 2024 Sep 10]; 116(3): 501-28. Available from: https://pubmed.ncbi.nlm.nih.gov/26920240/

[113] Kerksick CM, Arent S, Schoenfeld BJ, Stout JR, Campbell B, Wilborn CD, et al. International society of sports nutrition position stand: nutrient timing. J Int Soc Sports Nutr [Internet]. 2017 Aug 29 [cited 2024 Sep 10]; 14(1). Available from: https://pubmed.ncbi.nlm.nih.gov/28919842/

[114] Stokes T, Hector AJ, Morton RW, McGlory C, Phillips SM. Recent Perspectives Regarding the Role of Dietary Protein for the Promotion of Muscle Hypertrophy with Resistance Exercise Training. Nutrients 2018, Vol. 10, Page 180 [Internet]. 2018 Feb 7 [cited 2024 Sep 10]; 10(2): 180. Available from: https://www.mdpi.com/2072-6643/10/2/180/htm

[115] Schoenfeld BJ, Aragon AA. Is there a postworkout anabolic window of opportunity for nutrient consumption? Clearing up controversies. Journal of Orthopaedic and Sports Physical Therapy

[Internet]. 2018 Dec 1 [cited 2024 Sep 10]; 48(12): 911-4. Available from: https://doi.

[116] Burd NA, West DWD, Moore DR, Atherton PJ, Staples AW, Prior T, *et al.* Enhanced Amino Acid Sensitivity of Myofibrillar Protein Synthesis Persists for up to 24 h after Resistance Exercise in Young Men 1-3. J Nutr. 2011 Apr 1; 141(4): 568-73.

[117] Arent SM, Cintineo HP, McFadden BA, Chandler AJ, Arent MA. Nutrient Timing: A Garage Door of Opportunity? Nutrients 2020, Vol. 12, Page 1948 [Internet]. 2020 Jun 30 [cited 2024 Sep 10]; 12(7): 1948. Available from: https://www.mdpi.com/2072-6643/12/7/1948/htm

[118] Lak M, Bagheri R, Ghobadi H, Campbell B, Wong A, Shahrbaf A, *et al.* Timing matters? The effects of two different timing of high protein diets on body composition, muscular performance, and biochemical markers in resistance-trained males. Front Nutr [Internet]. 2024 [cited 2024 Sep 10]; 11. Available from: https://pubmed.ncbi.nlm.nih.gov/38846541/

[119] Bird SP, Nienhuis M, Biagioli B, De Pauw K, Meeusen R. Supplementation Strategies for Strength and Power Athletes: Carbohydrate, Protein, and Amino Acid Ingestion. Nutrients 2024, Vol. 16, Page 1886 [Internet]. 2024 Jun 14 [cited 2024 Sep 10]; 16(12): 1886. Available from: https://www.mdpi.com/2072-6643/16/12/1886/htm

[120] Moon J, Koh G. Clinical Evidence and Mechanisms of High-Protein Diet-Induced Weight Loss. J Obes Metab Syndr [Internet]. 2020 Sep 30 [cited 2024 Sep 10]; 29(3): 166-73. Available from: https://pubmed.ncbi.nlm.nih.gov/32699189/

[121] Bal BS, Finelli FC, Shope TR, Koch TR. Nutritional deficiencies after bariatric surgery. Nat Rev Endocrinol [Internet]. 2012 Sep [cited 2024 Sep 10]; 8(9): 544-56. Available from: https://pubmed.ncbi.nlm.nih.gov/22525731/

[122] Faria SL, Faria OP, Buffington C, De Almeida Cardeal M, Ito MK. Dietary protein intake and bariatric surgery patients: a review. Obes Surg [Internet]. 2011 Nov [cited 2024 Sep 10]; 21(11): 1798-805. Available from: https://pubmed.ncbi.nlm.nih.gov/21590346/

[123] Steenackers N, Gesquiere I, Matthys C. The relevance of dietary protein after bariatric surgery: what do we know? Curr Opin Clin Nutr Metab Care [Internet]. 2018 Jan 1 [cited 2024 Sep 10]; 21(1): 58-63. Available from: https://pubmed.ncbi.nlm.nih.gov/29035973/

[124] Rogeri PS, Zanella R, Martins GL, Garcia MDA, Leite G, Lugaresi R, et al. Strategies to Prevent Sarcopenia in the Aging Process: Role of Protein Intake and Exercise. Nutrients 2022, Vol. 14, Page 52 [Internet]. 2021 Dec 23 [cited 2024 Sep 10]; 14(1): 52. Available from: https://www.mdpi.com/2072-6643/14/1/52/htm

[125] Erdélyi A, Pálfi E, Tűű L, Nas K, Szűcs Z, Török M, et al. The Importance of Nutrition in Menopause and Perimenopause-A Review. Nutrients [Internet]. 2023 Jan 1 [cited 2024 Sep 10]; 16(1). Available from: https://pubmed.ncbi.nlm.nih.gov/38201856/

[126] Silva TR, Oppermann K, Reis FM, Spritzer PM. Nutrition in Menopausal Women: A Narrative Review. Nutrients 2021, Vol. 13, Page 2149 [Internet]. 2021 Jun 23 [cited 2024 Sep 10]; 13(7): 2149. Available from: https://www.mdpi.com/2072-6643/13/7/2149/htm

[127] Camajani E, Persichetti A, Watanabe M, Contini S, Vari M, Di Bernardo S, et al. Whey Protein, L-Leucine and Vitamin D Supplementation for Preserving Lean Mass during a Low-Calorie Diet in Sarcopenic Obese Women. Nutrients 2022, Vol. 14, Page 1884 [Internet]. 2022 Apr 29 [cited 2024 Sep 10]; 14(9): 1884. Available from: https://www.mdpi.com/2072-6643/14/9/1884/htm

[128] Bhutta ZA, Sadiq K. Protein Deficiency. Encyclopedia of Human Nutrition [Internet]. 2012 Jan 1 [cited 2024 Sep 10]; 4-4: 111-5. Available from: https://scholars.aku.edu/en/publications/protein-deficiency

[129] Hengeveld LM, Boer JMA, Gaudreau P, Heymans MW, Jagger C, Mendonça N, et al. Prevalence of protein intake below recommended in community-dwelling older adults: a meta-analysis across cohorts from the PROMISS consortium. J Cachexia Sarcopenia Muscle [Internet]. 2020 Oct 1 [cited 2024 Sep 10]; 11(5): 1212-22. Available from: https://onlinelibrary.wiley.com/doi/full/10.1002/jcsm.12580

[130] Cuenca-Sánchez M, Navas-Carrillo D, Orenes-Piñero E. Controversies surrounding high-protein diet intake: satiating effect and kidney and bone health. Adv Nutr [Internet]. 2015 [cited 2024 Sep 10]; 6(3): 260-6. Available from: https://pubmed.ncbi.nlm.nih.gov/25979491/

[131] Pratap B, Gautam S, Gondwal M, Kishore N, Gautam BPS, Kishore · N, et al. Adverse Effect in Human Beings Associated with Excess Dietary Protein Intake. SpringerBriefs in Biochemistry and Molecular Biology [Internet]. 2015 [cited 2024 Sep 10]; 115-28. Available from: https://link.springer.com/chapter/10.1007/978-81-322-2491-4_9

[132] Zhang X, Sergin I, Evans TD, Jeong SJ, Rodriguez-Velez A, Kapoor D, et al. High-protein diets increase cardiovascular risk by activating macrophage mTOR to suppress mitophagy. Nat Metab [Internet]. 2020 Jan 1 [cited 2024 Sep 10]; 2(1): 110. Available from: /pmc/articles/PMC7053091/

[133] Kitada M, Ogura Y, Monno I, Koya D. The impact of dietary protein intake on longevity and metabolic health. EBioMedicine [Internet]. 2019 May 1 [cited 2024 Sep 10]; 43: 632-40. Available from: https://pubmed.ncbi.nlm.nih.gov/30975545/

[134] Ancu O, Mickute M, Guess ND, Hurren NM, Burd NA, Mackenzie RW. Does high dietary protein intake contribute to the increased risk of developing prediabetes and type 2 diabetes? Appl Physiol Nutr Metab [Internet]. 2021 [cited 2024 Sep 10]; 46(1): 1-9. Available from: https://pubmed.ncbi.nlm.nih.gov/32755490/

[135] Mittendorfer B, Klein S, Fontana L. A word of caution against excessive protein intake. Nature Reviews Endocrinology 2019 16:1 [Internet]. 2019 Nov 14 [cited 2024 Sep 10]; 16(1): 59-66. Available from: https://www.nature.com/articles/s41574-019-0274-7

[136] Cuenca-Sánchez M, Navas-Carrillo D, Orenes-Piñero E. Controversies surrounding high-protein diet intake: satiating effect and kidney and bone health. Adv Nutr [Internet]. 2015 [cited 2024 Sep 10]; 6(3): 260-6. Available from: https://pubmed.ncbi.nlm.nih.gov/25979491/

[137] Zhang Y, Zhang P, Peng H, Chen Q, Jiao X, Jia J, et al. Effects of Cooking Processes on Protein Nutritional Values and Volatile Flavor Substances of Silver Carp (Hypophthalmichthys molitrix). Foods 2023, Vol. 12, Page 3169 [Internet]. 2023 Aug 23 [cited 2024 Sep 10]; 12(17): 3169. Available from: https://www.mdpi.com/2304-8158/12/17/3169/htm

[138] Alimentación sana [Internet]. [cited 2024 Sep 10]. Available from: https://www.who.int/es/news-room/fact-sheets/detail/healthy-diet

[139] Alfredo Martínez Hernández J, Cámara Hurtado M, Maria Giner Pons R, González Fandos E, López García E, Mañes Vinuesa J, et al. Comité Científico.

[140] Estilos de vida saludable - Planificación de alimentos [Internet]. [cited 2024 Sep 10]. Available from: https://estilosdevidasaludable.sanidad.gob.es/alimentacionSaludable/queSabemos/enLaPractica/tablaPlanificacion/planificaciones/home.htm

8

Anexos

Tabla A1

Valores de referencia para los aminoácidos en función del grupo de edad [4]

AA (mg/ g proteína)	Niños/as (0-6 meses)	Niños/as hasta 3 años	Niños/as mayores, adolescentes y adultos
Phe + Tyr	94	52,0	41,0
Ile	55	32,0	30,0
Leu	96	66,0	61,0
Lys	69	57,0	48,0
Met + Cys	33	27,0	23,0
Thr	44	31,0	25,0
Trp	17	8,5	6,6
Val	55	43,0	40,0
His	21	20,0	16,0

Phe: fenilalanina, Tyr: tirosina, Ile: isoleucina, Leu: leucina, Lys: lisina, Met: metionina, Cys: cisteína, Thr: treonina, Trp: triptófano, Val: valina, His: histidina.

Tabla A2

Contenido de aminoácidos esenciales (mg/g proteína) de algunas legumbres

AA (mg/g proteína)	Guisante	Garbanzo	Soja	PP OMS (2013)
Phe + Tyr	75	79	100	41,0
Ile	41	43	54	30,0
Leu	72	71	91	61,0
Lys	72	67	74	48,0
Met + Cys	25	26	33	23,0
Thr	36	37	48	25,0
Trp	11	10	16	6,6
Val	47	42	56	40,0
His	24	28	30	16,0

AA: aminoácidos, OMS: Organización Mundial de la Salud, Phe: fenilalanina, Tyr: tirosina, Ile: isoleucina, Leu: leucina, Lys: lisina, Met: metionina, Cys: cisteína, Thr: treonina, Trp: triptófano, Val: valina, His: histidina, PP: proteína patrón.

Tabla A3

Composición de aminoácidos esenciales del aislado de proteína de soja frente al patrón establecido por la FAO/OMS para niños/as mayores, adolescentes y adultos

AA (mg/g proteína)	Aislado de proteína de soja	PP OMS (2013)
Phe+Tyr	64	41
Ile	43	30
Leu	78	61
Lys	65	48
Met+Cys	28	23
Thr	36	25
Trp	10	6,6
Val	45	40
His	27	16

AA: aminoácido, OMS: Organización Mundial de la Salud, Phe: fenilalanina, Tyr: tirosina, Ile: isoleucina, Leu: leucina, Lys: lisina, Met: metionina, Cys: cisteína, Thr: treonina, Trp: triptófano, Val: valina, His: histidina, PP: proteína patrón.

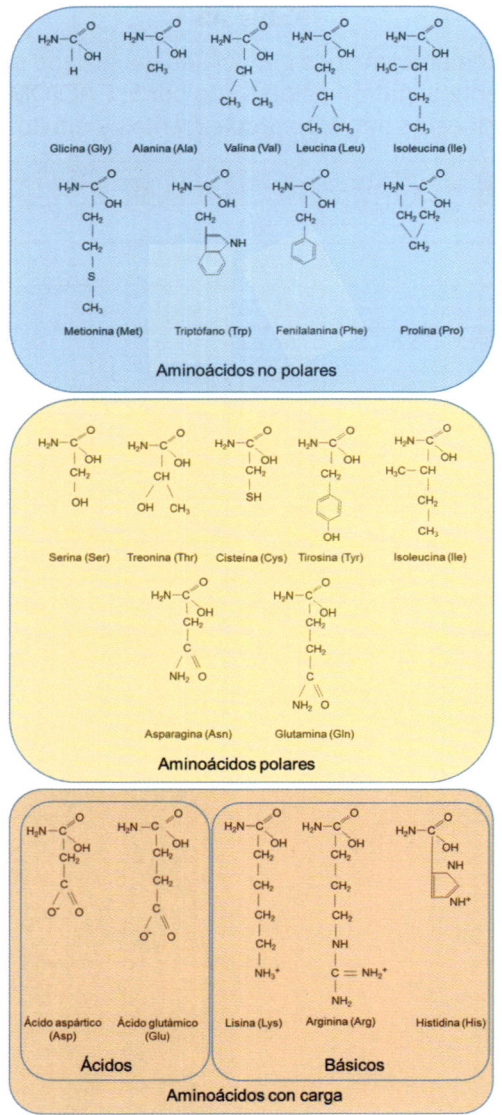

Figura A1

Estructura química de los aminoácidos proteinogénicos